ISBN 978-3-662-27816-1   ISBN 978-3-662-29316-4 (eBook)
DOI 10.1007/978-3-662-29316-4

DISSERTATIONEN DER TIERÄRZTLICHEN HOCHSCHULE BERLIN[1])

(Aus dem Pathologischen Institute der Tierärztlichen Hochschule zu Berlin [Direktor: Prof. Dr. *Nöller*].)

Beiträge zur Kenntnis der Pathologie der durch Sclerostomum edentatum erzeugten Erkrankungen der Fohlen[2]).

Von

Bernhard Lappe aus Königsberg, Pr.

Approb. Tierarzt.

[Referent: Prof. Dr. *Nöller*.]

Wissenschaftliche Arbeiten über den Bau der einzelnen Sklerostomenarten des Pferdes sind in großer Zahl vorhanden. Dagegen ist man über ihre Entwicklung noch sehr im Unklaren. Die Kenntnis von der Entwicklung der Sklerostomen kann nun außerordentlich gefördert werden durch eingehende Sektionen der damit befallenen Pferde. Dadurch können gleichzeitig gewisse Erkrankungsformen (besonders manche Kolikformen) weiter aufgeklärt werden.

Die ersten Beschreibungen über einen Strongyliden vom Pferde rühren von *Otto Friedrich Müller* (1788) und von Pastor *Goeze* her. Der Letztere gibt 1782 dem Wurm wegen seiner eigenartigen Mundbewaffnung zuerst den Namen Pallisadenwurm. *Rudolphi* benennt (1809) mit dem Namen Sclerostomum diejenigen Strongylidenarten, deren Mund mit Stacheln versehen ist und belegt den von *Goeze* beschriebenen Pallisadenwurm mit dem Namen *Sclerostomum armatum*. *Mehlis* teilt 1831 von der von *Rudolphi* als *Strongylus armatus* bezeichneten Art den *Strongylus tetracanthus* ab. Als dritte Art beschreibt *Pöppel* (1897) den *Strongylus neglectus* der von *Looss* (1900) als *Sclerostomum equinum* und von *Sticker* (1901) als *Sclerostomum quadridentatum* benannt wird. *Looss* (1900) unterscheidet bei seinen in Ägypten an Pferden und Eseln angestellten Untersuchungen 11 Arten von Sklerostomen und stellt als neue Art den *Sclerostomum edentatum* auf. *Sticker* (1901) hat dann die 3 Arten von Sclerostomum genau beschrieben und auch nähere Angaben über die Lebensgeschichte dieser Würmer veröffentlicht.

---

[1]) Für Inhalt und Form sind die am Kopf der Dissertationen angegebenen Herren Referenten mitverantwortlich.

[2]) Gekürzte Fassung für den Druck.

Sclerostomum bidentatum — *Sticker* (1901) — *Sclerostomum vulgare* — *Looss* (1900) — *Strongylus armatus* — *Rudolphi p.* (1809) ist neben *Cylicostomum tetracanthum* der kleinste von den 3 Arten. Die unreife, geschlechtslose Larvenform kommt in den Aneurysmen der vorderen Gekrösarterie vor, der geschlechtsreife Wurm selbst findet sich wie alle Sklerostomen des Pferdes im Blind- und Grimmdarm desselben. Die Eier des reifen Wurmes entwickeln sich, nachdem sie mit dem Kot ausgeschieden sind, im Wasser und Schlamm zu freilebenden Nematoden und sollen mit dem Trinkwasser in den Darm des Pferdes, von da auf dem Wege der Blutbahn in die vordere Gekrösarterie gelangen, in der sie ihre bekannte Wirkung ausüben. Nach mehrmaliger Häutung wandern sie wieder in den Darm zurück, wo sie sich auf der Schleimhaut mittels ihrer Kopfbewaffnung anheften.

Sclerostomum quadridentatum Sticker (1901), identisch mit *Strongylus neglectus Pöppel* (1897), und *Sclerostomum equinum Looss* (1907), ist der größte der 3 Parasiten und zugleich der seltenste. Über seine Entwicklung und pathogene Wirkung ist nicht viel bekannt. Nach *Glage* (1906) soll er unschädlich sein. *Sclerostomum edentatum Sticker* (1901), identisch mit *Sclerostomum edentatum Looss* (1900), ist der zweitgrößte Parasit unter den 3 Sklerostomenarten, und zwar sind nach *Looss* die männlichen Parasiten 23—26 mm lang und 1,5 mm dick, während das Weibchen 33—36 mm: 2 mm mißt. Zu ganz ähnlichen Zahlenangaben kommen auch *Sticker* (1901) und *Adelmann* (1908) (Männchen 23—25 mm: 1,5 mm, Weibchen 33 bis 38 mm: 2 mm bzw. bei *Adelmann* Männchen 22—26 mm: 1,5 mm, Weibchen ebenso wie bei *Sticker*. Die aus dem Ei schlüpfenden Larven haben nach *Albrecht* (1909) nach einer Zeit von 3 bis 4 Wochen eine Länge von 0,58—0,88 mm. Ihr Körper ist fast rund, $1/3$ länger als das sich allmählich verzweigende Schwanzende. Die Zeichnung der Darmzellen ist undeutlicher und die Dicke des Körpers geringer als bei Larven des *Sclerostomum bidentatum*. Nach den Untersuchungen von *Schlegel* (1907) haben die unter dem Bauchfell gefundenen Larven eine Länge von 22—25—28 mm. Die Larven sind verschieden gefärbt, sehen schmutzig gelbweiß bis blutigrötlich aus, je nachdem sie sich weniger oder stark mit Blut vollgesogen haben. Die Larven sollen sich nach *Schlegel* schon makroskopisch durch eine Querringelung von denen von *Sclerostomum bidentatum* unterscheiden. Über die Länge der Larven des *Sclerostomum edentatum* erwähnt *Sticker* nichts.

Es muß jedoch bemerkt werden, daß in den parasitologischen Lehrbüchern eine ganze Anzahl von den bei den Equiden vorkommenden Sklerostomen nicht erwähnt wird. Da es in der Parasitologie sehr häufig vorkommen kann, daß einem auch angeblich seltene Parasiten gelegentlich zu Gesicht kommen, empfiehlt es sich, sofern die Art des Wurmes nicht einwandfrei bekannt ist, die Bestimmungstabelle über die Nematoden des Pferdes von *Riley* (1921) zu vergleichen, die den größten Teil der zur Jetztzeit bekannten Sklerostomen enthält. Diese Arbeit gibt auch die neueren wichtigeren Arbeiten über die Systematik der Strongyliden in ihrem Literaturverzeichnis an.

Über die *Entwicklung des Sclerostomum edentatum* im besonderen ist fast nichts Näheres bekannt. Die meisten Autoren geben nur an, daß die Entwicklung wahrscheinlich in ähnlicher Weise vor sich gehen wird wie bei *Sclerostomum bidentatum*. Die in dem Darmlumen sitzenden geschlechtsreifen Weibchen setzen ihre Eier ab, die mit dem Kot ins Freie gelangen. Dieselben haben eine Länge von 65—80 μ und eine Breite von 45—50 μ (*Albrecht* [1909], *Gärtner* [1923]). Bei genügender Wärme entwickeln sich die Embryonen nach *Leuckart* (1876), *Cobbold* (1884), *Sticker* (1901), *Albrecht* (1909) und *Martin* (1911) in 3—4 Tagen und sind dann im feuchten Pferdemist monatelang lebensfähig. Über die Größe und über das Aussehen der aus dem Ei geschlüpften Larven ist bereits das Nähere gesagt.

Die Embryonen häuten sich nach *Sticker* (1901) nach einigen Tagen mehrere Male und gewinnen während dieses Prozesses derart an Widerstandsfähigkeit, daß sie mit Eintritt der Häutung, die etwa nach 15—20 Tagen erfolgt, nicht nur im Pferdekot, sondern in reinem Wasser 6—8 Monate lang lebensfähig sind. Nach dem Ausschlüpfen aus der alten Hülle verlieren die Embryonen ihr pfriemenförmiges Schwanzende und sollen als Rhabditisform mit dem Futter oder Wasser in den Darmkanal des Pferdes gelangen. *Olt* (1900) bezweifelt das Vorkommen der Rhabditisform, während *Sticker* (1901) und *Baillet* (1886) ihr Vorkommen angeben. Nach den Beschreibungen von *Martin* (1911) gelangen sie vom Darmkanal auf dem Wege der Blutbahn in das subseröse Gewebe des parietalen Bauchfelles und haben dann etwa eine Länge von 4 mm. Auf diesem Wege häuten sich die Larven mehrere Male, so daß eine junge und alte Larve unterschieden werden kann. Ob die Larven bei dieser Wanderung in den großen Blutkreislauf gelangen, wie man es für die Larven von Sclerostomum bidentatum annimmt, läßt sich zur Zeit noch nicht sicher beweisen. Neben dem Blutweg könnte auch an eine doppelte Durchbohrung des Bauchfelles gedacht werden. Hierfür könnten allein die wenigen Fälle des Vorkommens von *Sclerostomum edentatum* in der Bauchhöhle herangezogen werden (*Zürn* 1882, *Hinrichsen* 1897, *Kitt* 1901, *Friedberger* und *Fröhner* 1908, *Schnetzer* 1922). Hierbei scheint es sich jedoch meist entweder doch um ein subseröses Vorkommen (Kryptorchidenhoden) oder um Verwechslungen mit *Sclerostomum bidentatum* zu handeln. Als dritte Möglichkeit käme schließlich die Wanderung im subserösen Gewebe in Frage. Auch hiergegen spricht die Erfahrung, denn Befunde von *Sclerostomum edentatum* zwischen den Blättern des Darmgekröses gehören zu den größten Seltenheiten. Die Annahme, daß *Sclerostomum edentatum* eines Blutaufenthaltes zu seiner Entwicklung bedarf, hat also die größte Wahrscheinlichkeit für sich schon deshalb, weil diese Entwicklung für *Sclerostomum bidentatum* jetzt von fast allen Autoren anerkannt und gleichfalls für zahlreiche andere Rundwürmer, wie z. B. Ascariden, nachgewiesen ist (vgl. *Fülleborn* 1920). Erst unter dem Bauchfell wachsen die Larven zu geschlechtsreifen Parasiten heran, die unter dem Bauchfell an den Blutgefäßen entlang zum Blind- und Grimmdarm gelangen, um in das Darmlumen einzudringen, wo sie öfters neben den beiden Arten *Sclerostomum bidentatum* und *quadridentatum* auf der Schleimhaut haftend angetroffen werden.

Was die Häufigkeit des Parasiten anbelangt, so hebt *Martin* (1911) bereits hervor, daß dieser Parasit häufiger vorkommt als viele andere Arten. Derselben Meinung ist auch *Schlegel* (1907) und *Stier* (1913). *Ziegler* (1922) ist der Ansicht, daß diese durch *Sclerostomum edentatum* verursachte Fohlenkrankheit in Deutschland weiter verbreitet ist, als man bisher angenommen habe. *Krage* (1922) bestätigt diese Annahmen und betont ganz richtig, daß speziell in Ostpreußen in den großen Pferdebeständen große Verluste zu beobachten seien. Vor dem Kriege habe man von denselben nur weniger gehört, weil sie anfänglich nicht erkannt wäre, da die Parasiten unter dem Bauchfell bei der Sektion oft übersehen worden wären. *Weber* (1923) berichtet geradezu über ein seuchenhaftes Auftreten von Sklerostomiasis, bedingt durch *Sclerostomum edentatum*.

Schlegel (1902) ist der erste, der von einer Doppelinvasion spricht, wobei naturgemäß durch das Zusammenwirken von *Sclerostomum bidentatum* und *edentatum* erst recht schwere Verluste auftreten. Eine derartige Doppelinvasion ist dann auch von vielen späteren Autoren bestätigt worden.

In betreff der klinischen Symptome unterscheidet man zwischen den mehr akut und den chronisch verlaufenden Fällen. In den akuten Fällen werden Abmagerung, Blässe der Schleimhäute, struppiges Haarkleid und allgemeine Körperschwäche hervorgehoben. Ein besonders häufig angeführtes Merkmal ist die Anämie. So beschreibt *Hinz* (1914) einen tödlich verlaufenden Fall von Anämie bei einer Remonte, bei deren Sektion dann zahlreiche Sklerostomen nachgewiesen wurden. Fast alle übrigen Autoren gedenken dieses Symptoms ebenfalls. *Krage* (1922) schließlich meint sogar, daß die Anämie häufig das einzige Kennzeichen sei und daß daher häufig Verwechslungen mit der infektiösen Anämie vorgekommen seien. Die Angaben über Temperatur schwanken stark. Während der eine Autor, wie *Schlegel* (1902) stets Fieber, zum Teil sogar hohes, *Mickley* (1905) mittelgradiges Fieber festgestellt hat, konnten *Glage* (1906), *Ziegler* (1922) und *Weber* (1923) niemals Fieber beobachten. *Hutyra* (1913, 1920) gibt an, daß Fieber nur in den mit Peritonitis verlaufenden Fällen auftrete. Der Verlauf der Erkrankung hängt nach den einstimmigen Literaturangaben von dem Grade der Invasion ab. Daraus sind auch die auf Peritonitis hindeutenden Erscheinungen wie Schweißausbruch, Unruhe, hochgradiges Fieber, Herzschwäche, Druckempfindlichkeit des Hinterleibes Schmerz und Hinfälligkeit zu erklären. Als weiteres Symptom werden gerade für die Edentatuminfektion Kolikerscheinungen angegeben, die nach *Glage* (1906) einen intermittierenden Charakter haben sollen. Die Darmgeräusche sollen zum Teil spärlich oder kullernd, klingend sein. In keinem Fall handelt es sich um eine Verstopfungskolik. *Schlegel* (1907) führt die Kolikerscheinungen auf die Reizung der Nervenendigungen im Peritoneum durch die Wurmlarven zurück. In diesem Zusammenhang sind die Angaben von *Kläber* (1891) und *Schlegel* (1907), wonach die Palpation der Bauchdecken und längs des Rückens schmerzhaft sein sollen, sehr interessant. Wenn die Krankheit chronisch verläuft, so sollen die Pferde außerdem einen trägen Eindruck machen, viel liegen, minderwertige Freßlust, aber vermehrtes Durstgefühl zeigen. An sonstigen Symptomen werden genannt: Durchfall, Beschwerden beim Harnabsatz und steifer Gang. Die meisten Autoren heben die Jugend der befallenen Tiere hervor. Besonders unter Fohlen soll die Krankheit oft in bedrohlichem Umfange, und zwar meist mit der Invasion mit *Sclerostomum bidentatum* zusammen, auftreten. Nach *Glage* (1906), der die Krankheit unter dem Namen der Darrsucht der Fohlen beschreibt, haben die befallenen Tiere ein Alter von 1—3 Jahren.

Was nun die Feststellung der Seuche an lebenden Tieren anbelangt, so läßt sich klinisch nur der Verdacht auf Grund der oben bereits geschilderten Symptome äußern. Der Nachweis von Sklerostomeneiern im Kot beweist auch nicht viel, da sich dieselben beinahe im Kot eines jeden Tieres nachweisen lassen.

Was die pathologischen Veränderungen anbetrifft, so steht fest, daß *Sclerostomum edentatum* im Gegensatz zu den Larven von *Sclerostomum bidentatum*, die eine besondere Vorliebe für die vordere Gekröswurzel zeigen, seinen Lieblingssitz im parietalen Blatt des Bauchfells hat. Nach den Sektionsbefunden von *Schlegel* (1907) und *Ziegler* (1922) findet man als hauptsächlichstes Merkmal bei Invasion mit *Sclerostomum edentatum* eine hämorrhagische Peritonitis, die sich nur auf das parietale Bauchfellblatt beschränkt. Für gewöhnlich ist die Oberfläche glatt und glänzend. In der Subserosa des Bauchfells finden sich pfennig- bis fünfmarkstück-, selbst handtellergroße Blutungen, die als Zentrum stets eine aufgerollte Larve von *Sclerostomum edentatum* erkennen lassen. Nach *Schlegel* (1907) soll es bei Durchbruch der Larven in die Bauchhöhle auch zu Blutungen kommen. *Glage* (1906) will die häufig zottenförmigen Anhängsel auf dem Bauchfell älterer Pferde auf eine überstandene Edentatuminvasion zurückführen. Neben diesen lokalen Veränderungen findet man vielfach besonders bei starkem Wurmbefall die bekannten Erscheinungen der Kachexie und Anämie.

Über die Therapie ist wenig bekannt. Da man den unter dem Bauchfell sitzenden Würmern durch die gebräuchlichsten Wurmmittel nicht beikommen kann, so hat man sich meistens darauf beschränkt, die auftretende Anämie und Kachexie (*Schlegel* 1907 empfiehlt Versuche mit Thaeniol, das sich in der Humanmedizin gegen die Ankylostomiasis bewährt haben soll), zu bekämpfen. Unter den Wurmmitteln, welche gegen die Darmsklerostomen verabreicht werden, hält *Albrecht* (1909) das Ol. Terebinth. 80,0 mit Ol. Ricini 300,0 für das Beste, da nach seinen Erfahrungen bei 2 Fällen von Ascariasis 20 bzw. 35 Exemplare von *Sclerostomum edentatum* abgingen. Auch durch Anwendung von Atoxyl intravenös 0,2—0,5 g steigend oder 1,0—1,5 subcutan oder 3 g per os hat man eine Bekämpfung versucht. Ferner sind Gaben von Tart. stibiat. 10,0 (*Hinz* 1914, *Goebel* 1917) und Arsenpräparate, wie Natr. arsenic. 0,5 : 2 steigend (*Hinz* 1914), Fowlersche Lösung 3 mal täglich 1 Teelöffel bis 1 Eßlöffel voll (*Eichhorn* 1912, *Goebel* 1917, *Weber* 1922) angewandt worden. *Ziegler* (1922) hat schließlich die Proteinkörpertherapie angewandt. *Krage* (1922) wie *Weber* (1923) empfehlen Revonal subcutan, ersterer in Dosen von 10 g 5 Tage hintereinander und nach 8 Tagen nochmals 2—3 Injektionen, letzterer je 2mal 10 g in Intervallen von 6 Tagen, mit welchem Präparat sie sehr günstige Erfolge erzielt haben wollen. Der Erfolg aller dieser Präparate muß bisher als zweifelhaft bezeichnet werden. Daher legen alle Autoren großen Wert auf die Prophylaxe. Als prophylaktische Maßnahmen werden empfohlen erstens kräftige Ernährung (Milch, Hafer, gutes Heu, Kraftfuttermittel wie Roborin und Plasmase), ferner Aufhebung des Weideganges, Verhinderung der Aufnahme von infiziertem Wasser aus Pfützen und Tümpeln, Vernichtung der Wurmbrut im Kot, desgleichen Desinfektion des Stallbodens und der Wände, Entfernung des Kotes, ferner Abkochen des Trinkwassers, noch besser Filtrieren desselben, wie es seinerzeit in Beberbeck geschehen ist durch Einbauen von Filtern in die Wasserleitungen.

Zur Klärung der durch *Sclerostomum edentatum* verursachten Veränderungen habe ich das *Material*, das sich in meiner Praxis in

Kaukehmen bot, vom klinischen, pathologisch-anatomischen und therapeutischen Standpunkt aus durchgearbeitet. Benutzt wurden hierzu die jüngeren Pferde aus 4 Beständen des Kreises Niederung (Ostpreußen). Im ganzen handelte es sich um 13 Pferde im Alter von 12 Monaten bis zu 3 Jahren. Von diesen zeigten 9 klinische Erscheinungen, die für eine Wurminvasion sprachen. Von diesen erkrankten Pferden kamen 3 zur Sektion. Außerdem habe ich die Schlachtbefunde von 4 älteren Pferden (4—17 Jahre) und von 4 jüngeren Pferden (10 Monate bis 2 Jahre) verwertet, die zufällig geschlachtet wurden und Invasion mit *Sclerostomum edentatum* zeigten. Schließlich konnte ich 2 Zerlegungsberichte und konserviertes Material von einem 3. Fohlen benutzen, Material, das mir vom Pathologischen Institut zur Verfügung gestellt wurde. Die klinischen Untersuchungen wurden durch Kotuntersuchungen auf Wurmeier nach der Kochsalzanreicherungsmethode, die Sektionsbefunde durch Sammlung aller beobachteten Würmer unterstützt. Meine Bestimmungs- und Untersuchungsergebnisse hat das Bakteriologische Institut der Landwirtschaftskammer in Königsberg nachgeprüft und bestätigt.

Das Ergebnis der **klinischen Untersuchungen**, das ich in der Originalarbeit für jeden Einzelfall dargelegt habe, kann ich folgendermaßen zusammenfassen:

1. Das klinische Bild der durch *Sclerostomum edentatum* verursachten Erkrankung jüngerer Pferde ist stark schwankend und zeigt wenig charakteristische Merkmale.

2. Neben Fällen mit ganz geringer Beeinträchtigung des Gesundheitszustandes kann es auch zu allerschwersten Gesundheitsstörungen, die die Notschlachtung des Tieres notwendig machen oder ein Verenden herbeiführen, kommen.

3. Der Verlauf ist ein chronischer.

4. Das klinische Bild wird beherrscht von den Erscheinungen einer allmählich auftretenden Anämie und Kachexie, als deren wichtigste Erscheinungen ich folgende *Symptome* feststellen könnte:

a) Schlechter Nährzustand trotz guter Fütterung, struppiges, rauhes Haarkleid, blasse Lidbindehäute, ödematöse Schwellungen besonders an den unteren Körperteilen (Schlauch, Extremitäten); müder, schleppender Gang (ikterische Erscheinungen wurden nicht beobachtet).

b) Die Temperatur ist normal oder nur ganz geringgradig erhöht. Erst bei dem Hinzutreten von Komplikationen (Peritonitis) oder kurz vor dem Tode kommt es zu Fiebererscheinungen.

c) Der Puls ist klein, kaum fühlbar, meistens etwas vermehrt. In schweren Fällen kann er bis 64 steigen.

d) Die Atmung ist meist angestrengt. Die Zahl der Atemzüge ist vermehrt und betrug in einem Falle 110.

e) Am Digestionsapparat ließen sich meistens eine unregelmäßige Peristaltik — zeitweise vermehrte kullernde Darmgeräusche, zeitweise ein Stilliegen der Peristaltik — beobachten. In den schweren Fällen ist die Futteraufnahme vermindert. Der Kot ist gut geballt. Sklerostomeneier oder Parasiten lassen sich nur selten oder in geringer Anzahl nachweisen.

f) Auffällig ist das Schmerzgefühl, das sich bei mehreren Patienten bei Druck mit der geballten Faust in der *rechten* Flankengegend auslösen ließ. Wahrscheinlich handelt es sich dabei um ein Symptom einer bereits einsetzenden Peritonitis.

g) Das Sensorium ist stets frei.

5. Neben der Peritonitis kann als weitere Komplikation noch Decubitus infolge des vielen Liegens der Tiere hinzutreten (bei einem Fohlen beobachtet).

Die **Therapie** wurde, da es bisher noch an einem spezifischen Mittel, das geeignet wäre, eine Abtötung der unter dem Bauchfell sitzenden Larven vorzunehmen, fehlt, hauptsächlich darauf gerichtet, den Organismus des erkrankten Tieres möglichst zu kräftigen und zu stärken. Neben guter Fütterung und Verabreichung von Milch wurde als zur Zeit bestes Plasticum das Revonal (ein Arsen-Phosphor-Strychninpräparat von der Firma Merck, Darmstadt in den Handel gebracht) und zwar in 5 maligen Dosen à 10 g in 2 Beständen sehr erfolgreich angewandt. In einem fortgeschrittenen Falle dagegen ließ es im Stich. Zur Herzregulierung wurden Coffein und Digalen verabreicht. Im übrigen sind prophylaktische Maßnahmen zu ergreifen (Entwässerung der Wiesen, gute und reine Streu).

Die 3 ausgeführten **Sektionen** deckten sich in ihren wesentlichen Ergebnissen mit den Schlachtbefunden an den 8 oben angegebenen Pferden sowie mit den Protokollen über die 3 im Pathologischen Institut untersuchten Fälle. Ihre Ergebnisse lassen sich wie folgt zusammenfassen:

Sclerostomum edentatum fand sich stets im Dickdarm und zwar meist mit *Sclerostomum bidentatum* zusammen.

Sclerostomum edentatum fand sich auch gelegentlich bei gut genährten Fohlen unter dem Bauchfell. In den meisten Fällen ist ihr Vorkommen an dieser Stelle jedoch mit schlechtem Nährzustand, kachektischen Erscheinungen und Oligämie verbunden.

Die Larven des *Sclerostomum edentatum* sitzen unter dem Bauchfell und zwar in auffälliger Weise hauptsächlich *rechtsseitig*. Bei Befall der linken Bauchdecken ist dieser meist geringer wie der der rechten Körperseite. Am häufigsten liegen die Würmer in der Nähe des Rippenbogens, dann aber auch am Leistenring und am Beckendach. Diese Fundorte sprechen dafür, daß eine bestimmte Druckwirkung auf das Bauchfell von innen her die Ansiedlung der Parasiten im subserösen Gewebe begünstigt.

Die Würmer liegen entweder unmittelbar unter dem Bauchfell oder erst unter dem subserösen Fett, einzeln oder in Gruppen zu 2—3 beisammen. Sie sind eingebettet in Blutungen oder verkäsende Detritusmassen. Sie liegen manchmal in einem verzweigten, derbwandigen Röhrensystem mit glatten Wandungen (Bohrgangsystem). Auf einem knapp handflächengroßen Stück liegen bis 70 Exemplare zusammen.

Der Bauchfellüberzug über den Parasiten oder Parasitennestern ist meist glatt und glänzend. Eine Peritonitis, 1 mal beobachtet, tritt nur selten hinzu.

Helminthologische Beobachtungen.

Die angegebenen Erscheinungen wurden in den klinisch untersuchten Beständen aus meiner Praxis im November, Dezember, Januar und Februar festgestellt. Die aus den Akten des Pathologischen Instituts entnommenen Fälle entfallen auf die Monate Februar bis April. Die durch *Sclerostomum edentatum* bedingten Erkrankungen treten also anscheinend besonders in den Wintermonaten — November bis spätestens April — auf. Hierfür sprechen auch die Literaturangaben von *Schlegel* (1907), *Ziegler* (1922), *Krage* (1922) und *Weber* (1923).

Ebenso ergibt bereits das Literaturstadium, daß die betreffenden Erkrankungen in gewissen Bezirken besonders gern und oft auftreten. Bei meinen Fällen waren besonders solche Gegenden bevorzugt, in denen die Fohlen Gelegenheit hatten, feuchte, häufigen Überschwemmungen ausgesetzte Weiden zu besuchen.

Die Kotuntersuchungen ergaben mittelgradiges, manchmal starkes Vorhandensein von Sklerostomeneiern in allen den Beständen, in denen durch Sektionen dann auch tatsächlich Veränderungen durch Sclerostomum edentatum nachgewiesen werden konnten.

Eine Unterscheidung der Eier von Sclerostomum edentatum von denen von bidentatum ist nicht möglich. Ich habe zur Klärung dieser Frage je 50 Eier jeder Art gemessen. Dabei ergeben sich jedoch Schwankungen bis fast 40 μ in der Länge und fast 30 μ in der Breite. Die mittleren Größen (53 : 42 μ für Sclerostomum bidentatum und 57,6 : 40 μ für Sclerostomum edentatum) liegen zudem so nahe aneinander, daß eine Unterscheidung auf diese Weise unausführbar erscheint.

Trotzdem empfiehlt sich die Untersuchung des Kotes zur Erfassung echter Wurmkachexien und Anämien sehr. Der Verdacht auf diese Erkrankungen besteht nämlich dann, wenn

1. die äußeren Umstände das Zustandekommen einer Wurminvasion nahelegen (feuchte, sumpfige Weiden, verunreinigte Streu);

2. wenn die erhöhte Wahrscheinlichkeit einer Invasion besteht, d. h. wenn die Mehrzahl der untersuchten Kotproben eines Bestandes Sklerostomeneier in größerer Anzahl enthält, der Bestand also stark mit Sklerostomen befallen ist;

3. wenn häufig oder seuchenartig in einem solchen Bestande Pferde und zwar besonders Fohlen und jüngere Pferde bis zum Alter von 3 Jahren erkranken.

Literaturverzeichnis.

Adelmann (1908), Das Aneurysma verm. equinum vom pathologischen, anatomischen, statistischen, klinischen und zoologischen Standpunkt. Arch. f. wiss. u. prakt. Tierheilk. **34**, 297—340. — *Albrecht, A.* (1909), Zur Kenntnis der Entwickelung der Sklerostomen beim Pferde. Zeitschr. f. Veterinärk. **21**, H. 4, S. 161 bis 181. — *Baillet* (1866), Helminthes. Nouv. dict. de méd., de chir. et de l'hygiène vét. **8**. — *Cobbold, Sp.* (1884), New parasites from the horse and ass. The veterinarian **57**, 4—7. — *Eichhorn* (1912), Bericht über das Veterinärwesen im Königreich Sachsen **57**, 87—88. — *Friedberger* und *E. Fröhner* (1908), Lehrbuch der speziellen Pathologie und Therapie der Haustiere. Bd. 1, S. 253—256. Verlag von F. Enke, Stuttgart. — *Fülleborn, F.* (1914), Untersuchungen über den Infektionsweg bei Strongyloides und Ankylostomum und die Biologie dieser Parasiten. Arch. f. Schiffs- u. Tropenhyg., Beihefte **18**, 26—80. — *Fülleborn, F.* (1920), Neue Methode zum Nachweis von Helmintheneiern. Arch. f. Schiffs- u. Tropenhyg. **24**, 174—176. — *Gärtner* (1923), Ein Beitrag zur Faecesuntersuchung beim Pferde. Zeitschr. f. Veterinärk. **35**, H. 6, S. 169—180. — *Glage, F.* (1906), Beiträge zur Kenntnis der Pallisadenwurmkrankheiten der Füllen und Pferde. Zeitschr. f. Infektionskrankh., parasitäre Krankh. u. Hyg. d. Haustiere **1**, 341—375. — *Goebel* (1917), Wurmseuche unter den Fohlen (Ascariasis und Sclerostomiasis vergesellschaftet mit Druse und eitriger Bronchopneumonie). Zeitschr. f. Veterinärk. **29**, 459—462. — *Goeze, J. A. E.* (1782), Versuch einer Naturgeschichte der Eingeweidewürmer tierischer Körper. S. 137—138. Verlag Adam Pape, Blankenburg. — *Hinrichsen* (1897), Über die Häufigkeit des Vorkommens tierischer Parasiten im Hodensack der Pferde, hierdurch verursachte pathologisch-anatomische Veränderungen an der Schleimhaut des Hodens, und über den mutmaßlichen Zusammenhang dieser Parasiten mit den bekannten Excrescenzen und anderen Wucherungen am Peritoneum des Pferdes. Arch. f. wiss. u. prakt. Tierheilk. **23**, 180—186. — *Hinz* (1914), Tötliche Anämie durch Sclerost. edentatum. Zeitschr. f. Veterinärk. **26**, 235—237. — *Hobmaier, M.* und *P. Taube* (1921), Die Kochsalzmethode bei den Untersuchungen der Haustierparasiten. Berlin. tierärztl. Wochenschr. **37**, Nr. 44, S. 521—522. — *Hobmaier, M.* (1922), Mitteilungen über die Angermünder Fohlenkrankheit. Berlin. tierärztl. Wochenschr. **38**, Nr. 16, S. 181—182. — *Hutyra, F. v.*, und *J. Marek* (1920), Spez. Pathologie und Therapie der Haustiere. 5. Aufl. Bd. 2, S. 556—562. Verlag von G. Fischer, Jena. — *Kitt, Th.* (1901), Lehrbuch der pathologischen Anatomie der Haustiere. 2. Aufl. Bd. 2, S. 116—119. Verlag von F. Enke, Stuttgart. — *Kläber* (1891), Intermittierende Kolik eines Pferdes, veranlaßt durch eine neue Strongylidenart. Berlin. tierärztl. Wochenschr. Nr. 24, S. 223—226. — *Kofoid, C. A.* and *N. A. Barber* (1919), Rapid method for detection of intestinal parasites in human stools. Journ. of the Americ. med. assoc.

71, Nr. 19, S. 552 und S. 1557—1561. — *Krage, P.* (1922), Bemerkungen zu dem Artikel von M. Ziegler, Sclerostomiasis (Sclerost. edentatum) auf einer Fohlenweide. Dtsch. tierärztl. Wochenschr. **30**, Nr. 46, S. 605—606. — *Leuckart, R.* (1876), Die menschlichen Parasiten und die von ihnen herrührenden Krankheiten. Bd. 2, S. 401—460. Verlag von C. F. Eintersche Buchhandlung. Leipzig und Heidelberg. — *Looss, A.* (1900), Die Sklerostomen der Pferde und Esel in Egypten. Zentralbl. f. Bakteriol., Parasitenk. u. Infektionskrankh., Abt. I, Orig. **27**, 150—160 und 184—192. — *Martin, O.* (1911), Beiträge zur Kenntnis und Entwickelung von Sclerostomum edentatum Looss. Arch. f. Tierheilk. **37**, 106—151. — *Mickley, E.* (1905), Über das Wurmaneurysma der vorderen Gekrösarterie bei Fohlen. Arch. f. Tierheilk. **31**, 500—503. — *Müller, O. F.* (1788), Zoologica Danica. 2. Aufl. Bd. 2, S. 2—3. Verlag von N. Möller, Hannial. — *Nöller, W.* und *L. Otten* (1921), Die Kochsalzmethode bei der Untersuchung der Haustierkokzidien. Berlin. tierärztl. Wochenschr. **37**, Nr. 41, S. 481—483. — *Noltze, O.* (1921), Die Sedimentierungsgeschwindigkeit bei der infektiösen Anämie als Diagnostikum. Monatshefte f. prakt. Tierheilk. **32**, 481. — *Olt, P.* (1895), Die kalkig-fibrösen Knötchen in der Lunge und Leber des Pferdes. Arch. f. Tierheilk. **21**, 351—381. — *Olt, P.* (1900), Die Wanderungen des Strongylus armatus und Folgen seines Schmarotzertums. Dtsch. tierärztl. Wochenschr. 8, Nr. 43, S. 381—383; Nr. 44, S. 390—393; Nr. 45, S. 401—404. — *Pöppel* (1897), Über das Aneurysma verm. equi und seine Urheber. Dtsch. tierärztl. Wochenschr. 5, Nr. 15, S. 123—125 und S. 133—135. — *Pöppel* (1897), Untersuchungen über den Bau des Strongylus armatus und Sclerostomum equinum nebst einem Anhang über die Biologie desselben in dem Aneurysma verm. Vet. med. Inaug. Diss. Leipzig. — *Riley, W. M. R.* (1921), A provisional key to the adult nemtode parasites of equines. Cornell veterinarian **2**, 21—40. — *Rudolphi, K. A.* (1805), Bemerkungen aus dem Gebiete der Naturgeschichte, Medizin und Tierheilkunde auf einer Reise. 2. Teil, S. 34—36. Verlag Realschulbuchhandlung, Berlin. — *Schermer* (1919), Zur klinischen Feststellung der Darmstrongylose. Dtsch. tierärztl. Wochenschr. **27**, Nr. 19, S. 173. — *Schlegel, M.* (1907), Die Sklerostomenseuche (Sclerostomiasis) der Pferde. Berlin. tierärztl. Wochenschr. 1907, Nr. 4, S. 49—55 und Nr. 5, S. 67—73. — *Schnetzer, P.* (1922), Über Sclerostomen im Kryptorchidenhoden des Pferdes. Arch. f. Tierheilk. **48**, 128 bis 144. — *Schuchmann* und *Kiefer* (1922), Über den Nachweis von Parasiteneier im Kot der Haustiere. Berlin. tierärztl. Wochenschr. **38**, Nr. 19, S. 220—221 und Nr. 31, S. 357—359. — *Sticker, A.* (1901), Die drei Arten des bewaffneten Pallisadenwurms, eine zoologische und pathologische Studie. Dtsch. tierärztl. Wochenschr. 9, Nr. 33, S. 332—336 und S. 346—347. — *Sticker, A.* (1901), Untersuchungen über den Bau und die Lebensgeschichte des Sclerost. armatum. Arch. f. Tierheilk. **27**, Kap. 13, S. 187—232. — *Stier, R.* (1913), Ein Beitrag zur Kenntnis der Lebensgeschichte des Sclerost. bidentatum. Arch. f. Tierheilk. **39**, 435—448. — *Telemann, W.* (1908), Eine Methode zur Erleichterung der Auffindung der Parasiteneier in den Faeces. Dtsch. med. Wochenschr. Jg. 34, Bd. **2**, S. 1510—1511. — *Tillmann* (1921), Der Nachweis der Helmintheneier im Kot des Pferdes. Inaug. Diss. Berlin. — *Walley* (1893), Journ. of comp. pathol. a. therapeut.; zitiert nach *Glage* (1906). — *Weber, E.* (1923), Revonal bei der Sclerostomuminvasion der Fohlen. Dtsch. tierärztl. Wochenschr. **31**, Nr. 9, S. 102. — *Ziegler, M.* (1922), Sclerostomiasis (Sclerostomum edentatum) auf einer Fohlenweide. Dtsch. tierärztl. Wochenschr. **30**, Nr. 35, S. 321—325. — *Zürn, F. A.* (1882), Die tierischen Parasiten auf und in dem Körper unserer Haussäugetiere. S. 253—261. Verlag von C. F. Voigt, Weimar.

(Aus dem Pathologischen Institute der Tierärztlichen Hochschule zu Berlin [Direktor: Prof. Dr. *Nöller*].)

Über die Infektionsverhältnisse bei dem Wasserfroschcoccid Isospora lieberkühni und die durch diesen Parasiten in der Wasserfroschniere verursachten Veränderungen im Laufe des Jahres und bei den verschiedenen Altersstufen der Frösche.

Von

Emil Sickmüller, Maisbach,
approb. Tierarzt.

[Referent: Prof. Dr. *W. Nöller*.]

Das Nierencoccid des Wasserfrosches Isospora lieberkühni hat das Interesse der Zoologen schon lange Zeit erregt, weil es in manchen Gegenden einen ziemlich häufigen Befund darstellt. Trotzdem hat es langer Zeit bedurft, bis man über den Entwicklungskreis dieses Coccids Klarheit erhielt. Die ersten, die die Entwicklung festzustellen versuchten, waren *Laveran* und *Mesnil*. Sie gelangten zu dem Ergebnis, daß sich Isospora lieberkühni nach Verfütterung reifer Sporen an Wasserfrösche in der Blutbahn vermehre, hierauf in den Glomerulis ihre Befruchtung durchmache und von da in die Nierenkanälchen gelange. Bei der Nachuntersuchung durch *Nöller* 1913—1919 stellte sich aber dieses Ergebnis insofern als irrig heraus, als die von den beiden Forschern beschriebenen Befruchtungsstadien in den Glomerulis nicht in den Entwicklungskreis von Isospora lieberkühni, sondern in den des Endothel- und Blutcoccids Lankesterella minima hineingehörten. Erst 1923 hat *Nöller* in einer kurzen Mitteilung den Entwicklungskreis vor der Befruchtung des Coccids beschrieben. Aus seinen Befunden und Darlegungen, besonders bei jungen Fröschen, geht hervor, daß die Infektion hauptsächlich eine Jungtierinfektion darstellt und daß die früheren Entwicklungsstufen hauptsächlich im Frühjahr beobachtet werden. Zum weiteren Ausbau dieser Befunde erhielt ich die Aufgabe, an einem großen Material von Fröschen aller Altersstufen im Sommer 1923 festzustellen, ob in der Tat nur im Frühjahr frische Infektionen vorliegen, ob die Infektion bei allen Altersstufen gleichmäßig verläuft und welche pathologisch-anatomischen Veränderungen das Coccid in der Niere verursacht.

Literatur.

Bezüglich der Literatur über das Froschnierencoccid sei verwiesen auf die Arbeiten von *Labbé* (1899), der die ältere Literatur über das Coccid zusammenstellt, sowie auf die Arbeit von *Laveran* und *Mesnil* (1902) und die Arbeiten von *Nöller* (1913, 1920, 1923), ferner auf die Zusammenfassung von *Reichenow* (1920). Die für diese Arbeit grundlegenden Angaben, deren Ausbau hier gegeben werden soll, finden sich alle bei *Nöller* (1923).

Material und Technik.

Bei der Ausführung meiner Aufgabe standen mir 2 Gruppen von Wasserfröschen zur Verfügung. Die eine Gruppe [Gruppe I (*Nöller*)] stammt von *Nöller* und wurde im April und Mai gefangen. Sie war aber bereits zur mikroskopischen Untersuchung vorbereitet, so daß ich makroskopische Feststellungen an den Nieren nicht ausführen konnte. Es waren dies 53 Frösche. Die 2. Gruppe [Gruppe II

(*Sickmüller*)], die 182 Wasserfrösche umfaßte, fing ich mir selbst, und zwar an verschiedenen Fundstellen, hauptsächlich in der Landesanstalt für Fischerei in Friedrichshagen am Müggelsee und in Gräben und am Kanal beim Forsthaus Damsbrück bei Seegefeld, denn die Frösche von diesen beiden Stellen erwiesen sich als in hohem Prozentsatze infiziert. Die in einzelnen Abschnitten zusammengefangenen Frösche wurden seziert und ihre Nieren in Sublimat oder Sublimatalkohol fixiert, in Alkohol und Chloroform weiterbehandelt, in Paraffin eingebettet und dann geschnitten. Die Schnitte wurden mit Hämalaun-Eosin gefärbt. Bei der Sektion wurden die makroskopischen Nierenbefunde, insbesondere Farbe und Größe, genau in einer besonderen Tabelle festgelegt. Da Anhaltspunkte über das Alter der Frösche sonst nicht vorhanden waren, stellte ich vor der Tötung jedes einzelnen Individuums dessen Größe und Gewicht fest. Dabei wollte ich vor allem feststellen, bei welchen Tieren ich es mit einsömmerigen zu tun hatte. Durch tabellarische und vergleichende Aufstellungen, die in der ungekürzten Arbeit ausgeführt sind, kam ich zu dem Ergebnis, daß Wasserfrösche von 2—3 cm Körpergröße die einsömmerigen darstellen. Durch genauere Tabellen stellte ich fest, daß die einsömmerigen Wasserfrösche des Müggelsees in den Monaten Mai—Juni durchschnittlich 2,4 cm (2,0—2,9 cm) messen, während die gleichalterigen Tiere aus den Gräben beim Forsthause Damsbrück durchschnittlich nur eine Größe von 2,3 cm (1,8—2,6 cm, ausnahmsweise einmal von 3,0 cm) besitzen.

Eigene Befunde.

Ich teile meine Befunde nach 2 Gesichtspunkten ein: A. makroskopische Befunde, B. mikroskopische Befunde.

A. Makroskopische Befunde.

Wie schon unter Material und Technik bemerkt, wurden makroskopische Feststellungen an den einzelnen Nieren nur bei der Gruppe II (*Sickmüller*) gemacht. Die Ergebnisse wurden in einem besonderen Protokoll niedergelegt. Ich bin dabei zu dem Resultat gekommen, daß Farbe und Größe dieses Organs einen fast sicheren Schluß auf den Grad der Infektion mit Isospora lieberkühni ziehen läßt. Erkrankte Nieren zeigen sich fast durchweg gegen die gesunden vergrößert. Gesunde Nieren von 2,0—2,5 cm großen Fröschen z. B. weisen eine Durchschnittslänge von 0,5 cm auf, während erkrankte eine solche von 0,6 cm zeigen. Was die Farbe der Nieren angeht, so besaßen gesunde durchweg ein dunkles Graubraun, welches in allen Abstufungen bis zu einem Gelbrot übergehen kann. Kranke Nieren jedoch zeigen Abstufungen von rotgelb oder gelbrot und graurot bis zu graugelb, grauweiß und gelbweiß. Grauweiße und gelbweiße Nieren, die übrigens meist von sehr brüchiger Konsistenz waren, erwiesen sich bei der mikroskopischen Untersuchung fast durchweg als stark infiziert. So war schon makroskopisch eine Voraussage möglich. Wenige Ausnahmen ließen allerdings bei mikroskopischer Untersuchung einen Parasitenbefund vermissen, aber ihre pathologisch-anatomischen Veränderungen deuteten neben dieser verdächtigen Färbung mit hoher Wahrscheinlichkeit auf eine frühere Infektion hin. Jedenfalls wies in keinem Falle eine einwandfrei nicht befallene Niere eine grauweiße oder gelbweiße Farbe auf, während andererseits eine einwandfrei stark befallene Niere nie eine dunkle, graubraune Farbe zeigte.

Anführen möchte ich noch, daß in manchen Nieren mit gesunder Farbe makroskopisch sichtbare, grauweiße Herdchen eingesprenkelt waren; hierbei handelt es sich fast stets um lokal begrenzte Infektionsherde, wie sie bei der mikroskopischen Untersuchung zuweilen auch ohne diesen makroskopischen Hinweis gefunden wurden. Über die pathologisch-histologischen Befunde soll im Zusammenhang mit dem Parasitenbefunde berichtet werden.

B. Mikroskopische Befunde.

Bei der histologischen Untersuchung gehe ich in der ungekürzten Arbeit bei jeder einzelnen Niere in kurzen Zügen in einem ausführlichen Befundbericht auf die pathologisch-histologischen Veränderungen und dann auf den Parasitenbefund ein. Bemerkt sei noch, daß von Gruppe I (*Nöller*) meist alle beiden Nieren zur Bearbeitung kamen, während von Gruppe II (*Sickmüller*) immer nur eine Niere (die linke) geschnitten wurde. Dadurch wird also wohl die Zahl der infizierten Nieren herabgesetzt, aber der Prozentsatz bleibt der gleiche, denn das Verfahren wurde konsequent durchgeführt. Bei der Menge des Materials war ja ein vollständiges Verbrauchen und Niederschneiden etwa der ganzen Nieren schon mit Rücksicht auf den Glas- und Chemikalienbedarf nicht durchzuführen. Die Menge des Materials und die mehr ins einzelne gehende Behandlung desselben läßt in den umfangreichen Befundniederschriften eine klare Übersicht über die Ergebnisse und die Schlüsse, die sich daraus ziehen lassen, wegen der großen Zahl der Frösche nur schwer zu. Daher werde ich nun das gesamte Material nach der Infektionshäufigkeit, den übersichtlich gruppierten Entwicklungsformen des Parasiten und nach den durch sie erzeugten Veränderungen zusammenfassend darstellen.

Es wurden im ganzen 235 Wasserfrösche getötet. Davon waren 103 einsömmerige und 132 mehrjährige Tiere.

1. Häufigkeit der Infektion.

Die Häufigkeit der Infektion ergibt sich aus den folgenden Aufstellungen:

	Nicht-infiziert	Infiziert in Zahlen	Infiziert in %	Aus Friedrichshagen	Aus Damsbrück	Aus Oranienburg
Mehrjährige Frösche	31	41	31,6 %	79	52	1
Einsömmerige Frösche	60	43	41,73 %	65	38	—
Zusammen	151	84	35,74 %	144	90	1

Nach ihren Fundorten getrennt zeigen die 2 folgenden Tabellen die jeweiligen Ergebnisse:

Friedrichshagen:

	Anzahl	Infiziert in Zahlen	Infiziert in %
Mehrjährige Frösche	79	33	41,77 %
Einsömmerige Frösche	65	22	33,84 %
Zusammen	144	55	38,25 %

Forsthaus Damsbrück:

	Anzahl	Infiziert in Zahlen	Infiziert in %
Mehrjährige Frösche	52	8	15,34 %
Einsömmerige Frösche	38	21	55,26 %
Zusammen	90	29	32,22 %

Aus diesen Zusammenstellungen geht also hervor, daß der Parasit unter den einsömmerigen Wasserfröschen von Damsbrück am meisten verbreitet ist, während mehrjährige nur selten befallen sind. Müggelseefrösche zeigen dagegen unter den mehrjährigen einen höheren Prozentsatz. Im ganzen betrachtet zeigen sich die Wasserfrösche vom Müggelsee häufiger infiziert als die von Damsbrück.

Zusammenfassend kann ich also sagen, daß an den Orten, von denen mein Material stammt, etwas mehr als ein Drittel aller Frösche infiziert ist. Die einsömmerigen Tiere zeigen dabei mit 41,73% den größten Anteil.

2. Häufigkeit der einzelnen Parasitenstufen in den einzelnen Monaten.

Für den Entwicklungskreis des Parasiten ist nun seine Betrachtung nach der zeitlichen Aufeinanderfolge der einzelnen Stadien von Bedeutung. Ich gebe hierüber eine Übersicht, indem ich zunächst eine Einteilung in mit Buchstaben bezeichneten Gruppen zusammengehöriger Entwicklungsformen vorausschicke. Innerhalb der Gruppen beschreibe ich die einzelnen Entwicklungsformen kurz unter bestimmten Ziffern.

Gruppe A: Schizonten und kleine Merozoiten in den Glomerulis.

Form 1. Kleine einzelne Merozoiten (Gestalt und Größe zu ersehen aus der Abb. 1 von *Nöller* 1923).

Form 1 a. Dieselben Merozoiten, in Bündeln und Haufen, die aus einer Schizontenteilung herstammen, zusammengelagert.

Form 1 b. Kleine Schizonten mit nur etwa 4—8 Kernen.

Form 1 c. Ausgewachsene Schizonten mit 8 und mehr Kernen.

Von den 235 Wasserfröschen fanden sich Entwicklungsformen der Gruppe A in den Glomerulis bei 4 Fröschen, und zwar nur bei Wasserfröschen der Gruppe I (*Nöller*), nämlich bei Is.-Wfr.[1]) Nr. 1, 4, 11, 16.

Gruppe B: Schizonten und Merozoiten oder Merozoitenhaufen bereits in den Tubulusepithelien.

Form 1, 1 a, 1 b, 1 c gleichen den Formen der Gruppe A.

Parasitenbefunde mit Entwicklungsformen der Gruppe B zeigten von Gruppe I (*Nöller*) 11 Wasserfrösche, nämlich Is.-Wfr. Nr. 1, 2, 3, 4, 5, 11, 12, 14, 16, 24, 26. Bei Gruppe II (*Sickmüller*) fehlen diese Stadien. Die 11 befallenen Frösche der Gruppe I (*Nöller*) sind mit Ausnahme von Is.-Wfr. Nr. 12 einsömmerige.

Gruppe C: Kleine heranwachsende Parasiten von Merozoitengröße und größere, von Merozoitengestalt, im Kern mit einem auffällig eosinrot sich färbendem, exzentrisch gelagerten Binnenkörper, der von einer Zone halbmondförmig angeordneter Chromatinbrocken umgeben ist. Diese meist sichelförmig bis nierenförmig gekrümmten Gebilde stellen teils zu Schizonten heranwachsende Merozoiten, teils schon junge Gameten dar.

Form 2. Solche Stadien in einzelner Lagerung.

Form 2 a. Solche Gebilde in Haufen und Bündeln.

Mit Entwicklungsformen der Gruppe C erwiesen sich befallen von den Fröschen der Gruppe 1 (*Nöller*) die einsömmerigen Tiere: Is.-Wfr. Nr. 1, 2, 3, 5, 7, 9, 13, 14, 15, 16, 17, 19, 20, 22, 23, 24, 26, und der mehrjährige Is.-Wfr. Nr. 12.

Von Gruppe II (*Sickmüller*) zeigten diese Form Is.-Wfr. Nr. 5 (einsömmerig); zusammen zeigten also 19 Frösche Entwicklungsstufen der Gruppe C.

Gruppe D: Meist bohnenförmige, gekrümmte Gebilde von doppelter bis 3facher Merozoitenlänge mit gleicher Kernstruktur wie Gruppe C, aber ausgezeichnet dadurch, daß der Kern an einen Pol rückt. In der Nähe des anderen Poles findet sich ein Haufen in Chromatinton sich färbender Körner.

Die Gebilde stellen Makrogametocyten dar.

---

[1]) Is.-Wfr. = Abkürzung für „mit Isospora infizierter Wasserfrosch".

Form 3: Die oben beschriebenen Gebilde.

Entwicklungsformen dieser Gruppe weisen aus Gruppe I (*Nöller*) auf: Die einsömmerigen Frösche Is.-Wfr. Nr. 1, 6, 7, 19, 20, 22, 25, 27.

Von Gruppe II (*Sickmüller*) die einsömmerigen Frösche Is.-Wfr. Nr. 14, 30, 31, 50; ferner die mehrjährigen Is.-Wfr. Nr. 5, 7, 8, 25.

Zusammen 16 Wasserfrösche.

Gruppe E: Mikrogametocyten und Mikrogameten in ihren verschiedenen Entwicklungsstufen.

Form 4. Bohnenförmige Gebilde wie Gruppe D, aber durch 2, 4 und mehr Kerne mit exzentrischem Binnenkörper gekennzeichnet.

Form 4 a. Gleichartige, aber runde, kugelig gestaltete, vielkernige Gebilde.

Form 5. Rund, vielkernig. Kerne haben den Binnenkörper schon verloren und stellen ein rundliches Brockengerüst von Chromatinbrocken dar.

Form 6. Kerne peripher, ordnen ihr Chromatin bereits zu einer hufeisenähnlichen, nach der Mitte des Mikrogametocyten offenen Figur.

Form 7. Die Chromatinmengen verdichten sich zu je einem rundlichen oder schwach langgestrecktem Gebilde.

Form 7 a. Das Chromatin der Mikrogametenkerne streckt sich und krümmt sich plump, kommaförmig.

Form 8. Die peripher liegenden Mikrogametocyten strecken sich stark in die Länge, schlängeln sich und bekommen Geißeln.

Form 8 a. Schwärme reifer Mikrogameten, losgelöst vom zentralen Restkörper, aber noch zu Haufen und Schwärmen zusammenliegend.

Form 8 c. Einzelne freie Gameten.

Entwicklungsstufen der Gruppe E weisen aus Gruppe I (*Nöller*) auf: Die einsömmerigen Wasserfrösche Nr. 2, 3, 6, 7, 11, 20, 22, 24, 27.

Aus Gruppe II (*Sickmüller*): Die einsömmerigen Frösche Nr. 12, 14, 16, 30, 32, 33, 39, 52, 53, 54, 61, 94 und die älteren Frösche Nr. 1, 2, 5, 6, 7, 25, 69, 92.

Zusammen also 29 Tiere.

Gruppe F: Makrogametocyten bis zur Ausreifung zur Befruchtungsfähigkeit (die Formen 9—13) und Befruchtungsstadien (Form 13).

Form 9. Große, langovale, grobvakuolige Parasiten mit Kernstruktur wie Gruppe D (Form 3), aber unterschieden durch bedeutendere Größe und durch das Fehlen oder die geringere Entfaltung der bohnenförmigen Knickung. Kern aber noch polgestellt. In der Nähe des Gegenpoles ein Körnerhaufen.

Form 10. Form und Größe wie oben, aber Kern in die Mitte gerückt, von mehreren lockeren Körnergruppen umgeben.

Form 11. Kern äquatorial gelagert, mit einheitlicher, sehr lockerer, umgebender Körnergruppe.

Form 12. Kern äquatorial gelegen, ohne umgebende Körnergruppen.

Form 13. Wie Form 12, von Mikrogameten umschwärmt oder besetzt.

Diese Entwicklungsgruppe zeigen aus Gruppe I (*Nöller*) die einsömmerigen Wasserfrösche Nr. 24 und 25.

Aus Gruppe II (*Sickmüller*) die einsömmerigen Tiere Is.-Wfr. Nr. 12, 14, 16, 30, 31, 32, 33, 39, 50, 52, 53, 54, 61, ferner die älteren Wasserfrösche Nr. 1, 2, 6, 7, 8, 25, 69, 91, 92.

Zusammen also 24 Wasserfrösche.

Gruppe G: Oocysten bis zum Einsetzen der Teilung in die einzelnen Sporoblasten.

Form 14. Ovale Form, Kerne zentral: Hülle fertig.

Form 14 b. Oval. Hülle gebildet. Kern an einem Pole, deutlich mehrere Körner (Chromosomen?) zeigend.

Form 15 a. Form mit zentralem Kerne, der soeben Spindelform anzunehmen beginnt, die in der Längsachse steht.

Form 15 a. Form mit schiefgestellter, kurzer, etwa in der Mitte stehender Spindel.

Form 15 b. Form mit langer Spindel, die längs durch die ganze Oocyste verläuft und an einem Pole verdickt ist.

Form 15 c. Längsspindel mit beiderseits spitzen Spindelpolen von Pol zu Pol verlaufend.

Form 15 d. Schief gestellte Spindel an einem Oocystenpole.

Form 15 e. Schief gestellte Spindel. Schief durch die Oocyste verlaufend, in der Mitte eine Chromatinverdichtung aufweisend.

Form 16. An jedem Pole der Oocyste ein Kern, in dem deutlich Chromatinbrocken hervortreten.

Form 16 a. An jedem Pole oder doch in seiner Nähe je 2 Kerne.

Diese Entwicklungsgruppe fand sich nur bei der Gruppe II (*Sickmüller*), und zwar bei den einsömmerigen Wasserfröschen Nr. 94, 95, 96, 99, 101, 156, und bei den älteren Fröschen Nr. 25, 69, 74, 76, 78, 79, 84, 86, 90, 91, 92, 93, 116 117, 122, 135, 136, 140, 167.

Zusammen bei 25 Wasserfröschen.

Gruppe H: Zerfall der Oocysten in Sporoblasten und Reifung der Sporocysten.

Form 17 a. Sporoblasten getrennt, zeigen an jedem Pole einen oder 2 Kerne.

Form 17 b. Sporocysten ausgereift mit je 4 reifen Sporozoiten und einem Restkörper.

Entwicklungsformen der Gruppe H weisen nur Wasserfrösche der Gruppe II (*Sickmüller*) auf, und zwar die einsömmerigen Is.-Wfr. Nr. 96, 98, 99, 101, 108, 156, 178; ferner die älteren Nr. 65, 78, 93, 116, 117, 118, 119, 122, 135, 136, 138, 140, 142, 144, 147, 149, 153, 160, 161, 162, 163, 167, 168.

Zusammen 30 Wasserfrösche.

Was die zeitliche Aufeinanderfolge der einzelnen Entwicklungsformen anbelangt, so soll in einer kurzen Übersicht zunächst gezeigt werden, in welchen Monaten die einzelnen zusammengehörigen Gruppen von Entwicklungsformen aufzufinden sind.

Es kamen am häufigsten vor:

Gruppe A und B: Ende April bis Anfang Mai bei 9 Fröschen.
Gruppe C: Ende April bis Anfang Mai bei 13 Fröschen.
Gruppe D: Vom 11. bis 20. V. bei 11 Fröschen.
Gruppe E: Vom 11. bis 31. V. bei 47 Fröschen.
Gruppe F: Vom 11. bis 31. V. bei 54 Fröschen.
Gruppe G: Vom 21. V. bis 20. VI. bei 32 Fröschen.
Gruppe H: Vom 11. VI. bis 21. VII. und später bei 27 Fröschen.

Diese Übersicht stellt in großen Zügen die zeitliche Aufeinanderfolge der zusammengehörigen Entwicklungsabschnitte des Parasiten dar, ohne daß auf die einzelnen Entwicklungsstufen selbst genaue Rücksicht genommen worden ist. Um nun auch das Vorkommen der einzelnen Entwicklungsformen ausführlich zu würdigen und die gelegentlich vorkommende verspätete Entwicklung einzelner Parasitenformen bei den einzelnen Fröschen zum Ausdruck zu bringen, führe ich auch den Befall mit den Einzelstadien, geordnet nach deren zeitlichen Aufeinanderfolge an. Hierzu diene die folgende Tabelle. Die in den Quadraten aufgeführte Zahl bedeutet die Anzahl der Frösche.

Gruppe der Entwicklungsformen vgl. Einteilung auf S. 468	Einzelstadien	Ende April bis 10. Mai	11.—20. Mai	21.—31. Mai	1.—10. Juni	11.—20. Juni	21.—30. Juni	1.—11. Juli
Gruppe A, B, C.	Stadium 1	9	2	—	—	—	—	—
	Stadium 2	13	6	—	—	—	—	—
Gruppe D.	Stadium 3	—	11	1	—	—	—	—
Gruppe E.	Stadium 4	4	10	2	1	—	—	—
	Stadium 5	—	8	3	—	—	—	—
	Stadium 6	—	7	4	—	—	—	—
	Stadium 7	—	1	4	—	—	—	—
	Stadium 8	—	4	4	1	1	—	—
Gruppe F.	Stadium 9	—	13	1	1	—	—	—
	Stadium 10	—	10	2	—	—	—	—
	Stadium 11	—	8	2	—	—	—	—
	Stadium 12	—	8	4	—	—	—	—
	Stadium 13	—	2	4	1	—	—	—
Gruppe G.	Stadium 14	—	1	5	4	3	—	—
	Stadium 15	—	—	2	4	6	—	—
	Stadium 16	—	—	—	1	7	—	2
Gruppe H.	Stadium 17	—	—	2	1	18	1	8

Aus diesen beiden vorausgegangenen Aufstellungen geht also klar hervor, daß die Entwicklung des Parasiten zeitlich ziemlich gleichmäßig bei allen Fröschen verläuft und Ende Juni abgelaufen ist, denn von da an finden sich nur noch reife Sporogoniestadien (Oocysten mit reifen Sporocysten) vor. Stufen der Schizogonie und des Sporogonieanfanges fehlen von Anfang Juni an vollständig.

3. Sitz der Parasiten in den einzelnen Monaten.
(Glomerulus-, Tubulusbefall, Sitz in Abkapselungsherden, Sitz im erweiterten Tubuluslumen.)

Von Interesse dürfte nun ferner sein zu erfahren, an welchen Stellen in der Niere sich die Entwicklung des Parasiten zu bestimmten Zeiten abspielt. Wenn auch *Nöller* in einer vorläufigen Mitteilung (1923) schon in den Grundzügen kurz über diesen Punkt berichtet, möchte ich doch auch aus meiner Arbeit darüber die folgende genaue Aufstellung nach ihrem zeitlichen Vorkommen vorlegen. Angegeben sind in der Tabelle in Zahlen nur die Anzahl der Frösche. Welcher Art diese Stadien sind, erkläre ich unten.

Sitz der Parasiten	Ende April bis Anfang Mai	11.—20. Mai	21.—31. Mai	1.—10. Juni	11.—20. Juni	21.—30. Juni	1.—11. Juli
In den Glomerulis	5	—	—	—	—	—	—
In den Tubulusepithel.	11	9	—	—	2	—	—
In herdförmig. Infiltraten und bindegew. Abkapselungen	—	2	3	3	2	—	4
Frei im Lumen	7	8	10	4	19	1	8

Stadien in den Glomerulis finden sich also nur bis spätestens Anfang Mai. Es sind dies nur die Stadien der Gruppe A der Parasitenstufeneinteilung (Form 1 und 2). In den Tubulusepithelien finden sich in der Zeit bis zum 2. Drittel des Mai die Stadien 1—4 und 5—12, also Entwicklungsstufen der Gruppen D, E und F, vereinzelt auch die späteren Stadien.

Infolge des fortschreitenden Entwicklungsganges des Parasiten und der Stärke der Abwehrreaktion der Niere auf die Parasiten gelangen diese von nun ab entweder ungestört in den nur schwach geschädigten Tubulis zur Reife (d. h. zur Sporogonie), ohne daß die Niere stark reagiert, oder sie werden besonders bei starkem Befall, wenn große Mengen von Nierenzellen zerstört werden, je nach dem Alter der cellulären Abwehrreaktion in zellreichen Infiltraten oder in mehr oder weniger zellarmen, granulationsgewebigem oder bindegewebigem Reaktionsgewebe herdförmig abgekapselt gefunden, und zwar hauptsächlich als Stadien der Gametenreifung und der Sporogonie.

4. Die pathologisch-histologischen Veränderungen in der befallenen Froschniere.

Eng verknüpft und genau parallel mit der Parasitenentwicklung und Parasitenwanderung verlaufen die aus Parasitensitz, Parasitenschädigung und Parasitenabwehr sich ergebenden pathologisch-histologischen Veränderungen. Diese fasse ich nun in Form einer Übersicht in Gruppen geordnet zusammen. Ich teile sie in folgende Gruppen:

AA. Verödung der Glomerulusschlingen, Hydrops des Glomerulusraumes.

Diese Veränderungen finden sich bei den einsömmerigen Wasserfröschen Nr. 1, 3, 4 und 11 der Gruppe I (*Nöller*).

Zusammen bei 4 Fröschen.

BB. Herdförmige interstitielle Infiltrate um parasitenbefallene Stellen.

Veränderungen dieser Gruppe finden sich bei den einsömmerigen Fröschen Nr. 4, 7, 19, 23, 24, 26 und bei dem mehrjährigen Nr. 12 der Gruppe I (*Nöller*), sowie von der Gruppe II (*Sickmüller*) bei den einsömmerigen Fröschen Nr. 12, 14, 30, 53, 95 und bei den älteren Nr. 1, 6, 7, 8, 25, 69, 74, 86, 90, 91, 92, 117, 118, 119, 135, 142, 144, 147, 149, 150, 153, 160, 161, 162, 168.

Zusammen bei 37 Fröschen.

CC. Tubuläre Veränderungen desquamativer und exsudativer Natur.

a) Desquamation der Tubulusepithelien und Proliferation der übriggebliebenen Epithelzellen (Mitosen).

Veränderungen der CCa-Gruppe zeigen die Frösche Nr. 7 und 91 (mehrjährige), zusammen 2 Frösche.

b) Leukocytär-tubuläre Tubulusausfüllungen.

Veränderungen der Gruppe CCb zeigen von Gruppe I (*Nöller*) die Wasserfrösche Nr. 20, 25, 27 (einsömmerig) und von Gruppe II (*Sickmüller*) die älteren Frösche Nr. 90, 91, 167.

Zusammen 6 Frösche.

DD. Cystöse Erweiterungen der Tubuli, die Sporogoniestufen enthalten; Abflachung der Tubulusepithelien.

Veränderungen der Gruppe DD weisen nur Frösche der Gruppe II (*Sickmüller*) auf, und zwar die Frösche Nr. 31, 32, 33, 39, 50, 53, 94, 96, 98, 99, 101, 108, 156 (einsömmerig) und die älteren Frösche Nr. 25, 65, 69, 79, 92, 93, 116, 117, 118, 119, 122, 135, 136, 138, 140, 142, 149, 153, 160, 161, 163.

Zusammen 35 Wasserfrösche.

EE. Bindegewebige Infiltrate oder bindegewebige Abkapselungen in herdförmiger oder diffuser Anordnung an Stellen, an denen die Tubuli zerstört und die Parasiten mit den Interstitien in unmittelbare Berührung gekommen sind. An solchen Stellen findet man oft Einsprengungen von Parasiten in diese Granulationsgewebsherde oder Bindegewebsnarben.

Die Veränderungen dieser Gruppe finden sich von Gruppe II (*Sickmüller*) bei den Fröschen Nr. 156 (einsömmerig) und den älteren Nr. 25, 74, 76, 78, 84, 122?, 135, 136, 140, 142, 150, 160, 163, 167.

Zusammen bei 15 Fröschen.

Nach ihrer zeitlichen Reihenfolge ordne ich die pathologisch-histologischen Veränderungen in der folgenden Tabelle, wobei ich die gleiche Zeiteinteilung wie bei den Parasitenbefunden beibehalte:

Veränderungen der Gruppe	Ende April bis 10. Mai	11.–20. Mai	21.–31. Mai	1.–10. Juni	11.–20. Juni	21.–30. Juni	1.–11. Juli
A A.	4	—	—	—	—	—	—
B B.	7	8	3	4	10	1	4
C C. a)	—	1	—	1	—	—	—
C C. b)	—	3	—	3	—	—	1
D D.	—	5	5	2	17	1	5
E E.	—	1	3	1	6	—	4

Die pathologisch-anatomischen Veränderungen begleiten also, wie aus der Tabelle ersichtlich ist, ganz folgerichtig die Vorgänge beim Parasitenbefall. Die Glomeruli sind pathologisch verändert bei allen und — auch nur — bei den Nieren, deren Glomeruli von den Parasiten befallen sind. Herdförmige Infiltrate um parasitenbefallene Stellen (Gruppe BB) finden sich naturgemäß während der ganzen Infektionsdauer als reaktive Erscheinung. Tubuläre Veränderungen [Gruppe CCa) und CCb)] waren verhältnismäßig selten zu sehen.

Cystöse Erweiterungen der befallenen Tubuli und herdförmige Parasitenabkapselungen (Gruppe DD und EE) traten entsprechend dem fortgeschrittenen Entwicklungskreislaufe des Parasiten erst nach erfolgtem Abstiege in die Tubuli, bei älterer Infektion mehr gegen Ende der Entwicklung, d. h. während der Sporogonie in Erscheinung.

Schlußbetrachtung.

Mit der von *Nöller* bereits früher bei mehreren Protozoenarbeiten mit Erfolg benutzten Methode der Untersuchung junger, parasitenbefallener Tiere ist es beim Nierencoccid des Wasserfrosches nicht nur gelungen, die ganze Entwicklung und den Infektionsverlauf in allen Abschnitten festzulegen, sondern auch die Zusammenhänge zwischen den pathologisch-anatomischen Veränderungen und dem Parasitenbefall Schritt für Schritt nachzuweisen.

Die Aufnahme ausgereifter Sporen des Vorsommers führt bei den Wasserfröschen auf dem Wege der Blutinfektion (Milzbefall nach *Nöller* 1923) nach dem Hervorkommen der Frösche aus dem Winterquartier im April und zu Anfang des Mai des nächsten Jahres zur Infektion der Nierenglomeruli mit Schizonten, die in Merozoitenhaufen zerfallen. Bei geringem Befalle bleiben die Tubuli ungeschädigt; bei stärkerem Befall kann Schrumpfung und Verödung der Glomerulusschlingen und cystöse Erweiterung des Glomerulus einsetzen. Ende April bis Mitte Mai steigen die aus den Glomerulis freigewordenen Merozoiten in die Tubuli hinab und machen hier weitere Schizogonien durch.

Von Ende April bis etwa zum 20. V. beginnt in den Tubulusepithelien das Heranwachsen der weiblichen Gameten, die mit jungen Mikrogametocyten untermischt sind. Bei geringem Befall fehlen Erscheinungen, bei leichter Schädigung zeigen sich im Tubulus Epitheldesquamation und Epithelregeneration (Mitosen), bei schwerer Schädigung tritt leukocytär-tubuläre Nephritis mit starker Beteiligung von Eosinophilen hinzu und im Interstitium Eosinophilie und kleinzellige Infiltration.

Die Ausreifung der Makrogameten und der Mikrogameten und die Befruchtung der Makrogameten erfolgt in der Zeit vom 11. bis 31. V.

Vom 21. V. bis zum 20. VI. erfolgen die auf die Befruchtung hin einsetzenden und der Sporoblastenbildung vorausgehenden Kernteilungen in der Oocyste.

Vom 11. VI. an etwa ist die Aufteilung der Oocysten in die Sporocysten beendet.

Die bei der Ausreifung der Makrogameten einsetzende starke Vergrößerung des Parasiten hat zur Folge, daß durch die Masse der sich vergrößernden Parasiten die Tubuli cystös ausgeweitet werden. Hochgradig in dieser Form veränderte Nieren erscheinen als dünnes Maschenwerk mit weiten parasitengefüllten Hohlräumen und zeigen sich makroskopisch stark vergrößert und weiß gefärbt durch die Parasitenmasse. Wo dieses Stadium überwunden wird, und wo es der Niere gelingt, die nicht zur Ausscheidung gelangenden Sporocysten abzukapseln, treten uns kleinere oder größere Herde von Granulationsgewebe bzw. Bindegewebe bei älteren Stufen entgegen, in denen noch Oocysten oder Sporoblasten nachweisbar sind.

Bei älteren Fröschen sind solche herdförmige Infiltrate oder Narben im Sommer oft der einzige Hinweis auf eine abgelaufene Isospora-Nephritis.

Was nun das Verhalten alter und junger Frösche anbelangt, so läßt sich zeitlich ein vollkommen gleichartiger Ablauf der Infektion nachweisen.

Auch in der Häufigkeit der Infektion sind die Schwankungen nicht allzu auffällig. Ein Unterschied springt aber außerordentlich ins Auge: Bei den einsömmerigen ist diffuser, gleichmäßiger Befall der Nieren in ihrer Gesamtheit die Regel, während bei alten Fröschen neben denen mit diffuser Veränderung und Infektion der Niere sehr häufig die herdförmigen Infektionen einzelner Nierenteile eine große Rolle spielen.

Ob diese Erscheinung auf eine gewisse Widerstandsfähigkeit der alten Frösche oder auf eine verminderte Gelegenheit zur Sporenaufnahme zurückzuführen ist, lasse ich offen.

Die von *Nöller* hier benutzte Methode, durch systematische Untersuchung von Jungtieren in allen Altersstufen Infektionen mit parasitischen Protozoen in ihrem Verlaufe aufzuklären, hat hier also zu fast vollständiger Klärung geführt. Es dürfte sich deshalb empfehlen in gleicher Weise auch dem Gänsenierencoccid und dem Mäusenierencoccid zu Leibe zu gehen.

Literaturverzeichnis.

Labbé, A. (1899), Sporozoa. In: Das Tierreich, 5. Lief., S. 55. — *Laveran, A.*, und *Mesnil, F.* (1902), Sur la coccidie trouvée dans le rein de la Rana esculenta et sur l'infection générale qu'elle produit. Cpt. rend. hebdom. des séances de l'acad. des sciences **135**, 82—87. — *Nöller, W.* (1913), Die Blutprotozoen des Wasserfrosches und ihre Übertragung. I. Teil. Arch. f. Protistenkunde **31**, 169—240. — *Nöller, W.* (1920), Kleine Beobachtungen an parasitischen Protozoen. (Zugleich vorläufige Mitteilung über die Befruchtung und Sporogonie von Lankesterella minima Chaussat.) Arch. f. Protistenkunde **41**, 169—189, bes. S. 177. — *Nöller, W.* (1923), Zur Kenntnis eines Nierencoccids. Der Entwicklungskreis des Coccids der Wasserfroschniere [Isospora lieberkühni (Labbé 1894)]. Arch. f. Protistenkunde **47**, 101—108.

Stalagmometrische Untersuchung des Pferdeserums unter besonderer Berücksichtigung der Trächtigkeit.

Von
Oberstabsveterinär Karl Galke, Dtsch.-Eylau.

(Aus der Poliklinik für große Haustiere der Tierärztlichen Hochschule zu Berlin.)

[Referent: Prof. Dr. K. Neumann.]

Aus wirtschaftlichen, praktischen und forensischen Gründen ist eine möglichst frühzeitige und sichere Trächtigkeitsdiagnose erwünscht. Die Untersuchungsmethoden, die dieses Ziel verfolgten, wurden wesentlich vervollkommnet, seit das Uteringeräusch als bedeutsames Trächtigkeitssymptom beim Rinde von *Dennhardt*[1]) erkannt und in Betracht gezogen wurde. Später hat dann *Richter*[2]) festgestellt, daß das Arterienschwirren (Uteringeräusch) auch beim Pferde auslösbar ist und ein wichtiges, diagnostisch verwertbares Symptom der Gravidität darstellt. Als wertvolle Forschung auf diesem Gebiete muß auch die Arbeit *Ziegers* bezeichnet werden. *Zieger*[3]) fand neben anderen charakteristischen Veränderungen der zuführenden Uterinarterien, besonders der Art. uterina media, Dickenzunahme und geschlängelten Verlauf, die aber nicht gleichmäßig auf beiden Seiten in Erscheinung treten, sondern erheblich stärker auf der Seite des trächtigen Hornes nachzuweisen sind. Es ist ferner gelungen, durch galvanometrische Aufnahme der Aktionsströme des fötalen Herzens bei der Stute den Beweis der Trächtigkeit zu erbringen[4]), doch bleibt abzuwarten, ob diese Methode sich einbürgern und für die Praxis Bedeutung erlangen wird.

Neben den Bestrebungen, die Trächtigkeit durch äußere und innere (klinische) Untersuchungen zu diagnostizieren, ist man auch bemüht gewesen, jenen Zustand durch Untersuchungen im Laboratorium zu erkennen. Was das Dialysierverfahren nach *Abderhalden*[5]) — Nachweis des Abbaus von Placenta durch das Serum Schwangerer — betrifft, so führt es nach *Richter*[6]) leicht zu Fehlresultaten, erfordert peinliche Genauigkeit und Zeit und hat mehr wissenschaftliche Bedeutung. Auch die Trächtigkeitsbestimmung mittels Blutsedimentation beim Rinde[7]) und Pferde[8]) hat praktische Resultate nicht gezeigt. Die Senkungsgeschwindigkeit der roten Blutkörperchen wird durch die Trächtigkeit des Pferdes nicht beeinflußt. Nach den in der Medizin gemachten Veröffentlichungen von *Kamnitzer* und *Joseph*, daß eine Frühgravidität durch intramuskuläre Phloridzininjektionen nachgewiesen werden könne, hat *Eberhard*[9]) mit demselben Mittel bei Rindern Versuche angestellt. Seine Beobachtungen sind ähnlich den von den erst genannten Autoren gemachten, so daß er ein weiteres Arbeiten in dieser Richtung für angezeigt hält. *Müller*[10]) dagegen lehnt auf Grund seines an einer größeren Anzahl von Tieren gemachten Beobachtungsmaterials die Phloridzininjektion als Trächtigkeitsdiagnosticum ab. Die interferometrische Methode nach *Hirsch*[11]) erstrebt den Nachweis von Abwehrfermenten im Serum gravider Stuten durch die Feststellung des Unterschieds in der Lichtbrechung gegenüber dem Serum nichttragender Tiere. Unter 92 Versuchen wurden bei 4 Fehlresultaten 88 = 95,56% richtige

Ergebnisse erzielt. Nachdem *Schemensky*[12])[13]) Oberflächenspannungsmessungen am Harne Gravider vorgenommen und dabei eine Herabsetzung der Spannung feststellen konnte, wurde vermutet, daß es vielleicht möglich ist, durch den Grad der Oberflächenspannung eine Gravidität in sehr frühen Anfängen zu diagnostizieren, zumal die chemische Zusammensetzung des Blutserums in der Schwangerschaft gegenüber der Norm nach *Zangemeister* und anderen, zitiert nach *Kisch* und *Remertz*[14]) ebenfalls eine Änderung erfährt. Seither sind auch in der Veterinärmedizin 2 Arbeiten (*Fiege* und *Mucha*) bekanntgeworden, welche stalagmometrisch Untersuchungen am Pferde- und Rinderharn sowie am Blutplasma des Rindes unter besonderer Berücksichtigung der Trächtigkeit zum Ziel hatten. *Fiege*[15]) kommt zu dem Ergebnis, „daß es möglich ist, aus der Erhöhung des stalagmometrischen Quotienten auf physiologisch abnorme Zustände, Trächtigkeit im Organismus, zu schließen", erwähnt allerdings die zur Zeit noch vorhandenen Schwierigkeiten der Auswertung der Ergebnisse, die besonders bei laktierenden Pferden und Rindern bestehen. *Mucha*[16]), der das von tragenden Rindern gewonnene Plasma untersuchte, fand im allgemeinen eine Abnahme der Oberflächenspannung bei zunehmender Trächtigkeit. *Mucha* folgert daraus, daß mit fortschreitender Trächtigkeit im Blute eine Zunahme von Stoffen stattfindet, welche die Oberflächenspannung verringern. Er kommt aber zu dem Schluß, daß... „2. jedoch innerhalb der abgegrenzten Versuchsgruppen individuelle Schwankungen der Oberflächenspannungswerte auftreten, die nicht erlauben, mit Sicherheit auf Trächtigkeit überhaupt oder auf gewisse Stadien der Gravidität Rückschlüsse zu ziehen".

Von Herrn Prof. Dr. *Neumann*, Direktor der Poliklinik für große Haustiere an der Tierärztlichen Hochschule, Berlin, bekam ich die Aufgabe, zu untersuchen, ob und welche Veränderungen der Oberflächenspannung des Blutplasmas bzw. Serums tragender Stuten im Verlaufe einer Trächtigkeitsperiode entstehen.

Unter Oberflächenspannung einer Flüssigkeit versteht man den an ihrer Oberfläche, oder wenn 2 verschiedene, sich nicht mischende Flüssigkeiten in ein Gefäß gebracht werden, an ihren Grenzflächen bestehenden Zug, ihre Oberfläche nach Möglichkeit zu verkleinern. Dieser Zug oder diese Spannung wirkt auf die Erreichung der kleinsten Oberfläche, d. i. der Kugel hin. Die Oberfläche einer Flüssigkeit ist nach *Bechhold* und *Reiner*[17]) einer Membran von größerer oder geringerer Festigkeit vergleichbar. Die Oberflächenmembran des Wassertropfens vermag einem größeren Druck oder Zug Widerstand zu leisten, als diejenige des Äthertropfens; Wasser, das man abtropfen läßt, bildet demnach große Tropfen in geringer Zahl, das gleiche Quantum Äther eine größere Anzahl von Tropfen, aber von kleinerem Umfange; jenes hat mithin eine größere Oberflächenspannung als die letztgenannte Flüssigkeit. Kristalloide Lösungen haben ziemlich dieselbe Oberflächenspannung wie Wasser. Während unlösliche Bestandteile, wie rote Blutkörperchen, die Spannung nicht wesentlich beeinträchtigen, bedingen Kolloide oder Semikolloide (Eiweißabbauprodukte von Art der Oxyproteinsäuren, Albumosen und Peptone) in der Lösung eine nicht unerhebliche Herabsetzung der Oberflächenspannung. *Bechhold* und *Reiner*[17]) nannten diese Stoffe, welche die Spannung erniedrigen, Stalagmone. Über die Kolloide macht *Schade*[18]) folgende Ausführungen. Es gehört zum Begriff des Kolloiden, daß sich Stoffe in einem bestimmten Zustande befinden. Zwischen den 3 Aggregatzuständen „gasförmig", „flüssig" und „fest" gibt es noch feinste Übergangsstufen. So stellen die Nebel eine Zwischenstufe vom Gasförmigen zum Flüssigen dar und solche „Nebel" entstehen auch in der Flüssigkeit als Vorstufe des Festen, indem sich in der anfangs gleichartigen Flüssigkeit zahlreiche kleinste, flüssige Tröpfchen bilden, die allmählich dickflüssiger werden und „erstarrenden Schmelzen vergleichbar" (*Schade*) in den festen Aggregatzustand übergehen. Diese Übergangsgebilde vermitteln nach *Schade* am besten die Vorstellung vom Begriff des Kolloiden: „Kolloide Lösungen oder, wenn wir allgemeiner sprechen, kolloide ‚Zerteilungen' der Materie sind nicht mehr in sich gleichartig, nicht mehr ‚homogen', sondern dadurch ausgezeichnet, daß eine physikalisch faßbare ‚Heterogenität' der Stoffverteilung besteht, derart, daß die sich abtrennenden Teilchen als ‚disperse Phase' in einer homogenen Grundmasse, dem ‚Dispersionsmittel', vorhanden sind." Zum Kolloidbegriff gehört ferner, daß die Teilchen der dispersen Phase eine bestimmte Größe besitzen: „Zur Abgrenzung gegenüber den echt gelösten Substanzen ist zu fordern, daß die Teilchen eine solche Größe besitzen, daß sich mit den spezifisch-physikochemischen Methoden (Ultramikroskop, Ultrafilter usw.) ein physikalisches Abgegrenztsein der Teilchen gegenüber der homogenen Grundmasse nachweisen läßt; andererseits aber dürfen die Teilchen nicht jene Größe erreichen, daß sie unter dem Mikroskop sichtbar sind und damit der Lösung den Charakter einer gewöhnlichen Emulsion oder Suspension geben." Zahlenmäßig wird die Größe der Kolloide in der Literatur etwa mit einem Durchmesser von $^1/_{10} - ^1/_{1000}\,\mu$ angegeben. Die größten nähern sich also der Sichtbarkeitsgrenze, die kleinsten den Molekülen. Danach wird es klar, daß Kolloide bereits in kleiner Menge eine enorm große Oberfläche entfalten können. „Es ist schwer, aber unbedingt nötig, sich in die Vorstellung einzuleben, daß eine kolloide Lösung in der Menge, wie sie im gewöhnlichen Reagensglas vorhanden ist, bereits eine ‚innere Oberfläche' (d. h. Grenzfläche des Kolloids zum Lösungsraum) bis zu Hunderten oder gar Tausenden von Quadratmetern aufweisen kann" (*Schade*). Gerade diese letzte Eigenschaft der Kolloide, die enorme Entfaltung der Oberfläche, bedingt das Bestreben, Oberfläche und Oberflächenspannung zu verkleinern, daher ist die letztere bei kolloiden Lösungen oft auffallend klein. Es ist vorstellbar, daß sich mit den Änderungen im Stoffwechsel auch die Kolloidmenge und Art in den Körperflüssigkeiten ändert. Veränderte physiologische (physiologisch abnorme) und pathologische Zustände werden also möglicherweise eine Änderung der Oberflächenspannung der Körperflüssigkeiten herbeiführen können. Andererseits bestehen regulatorische Einrichtungen, welche bei der außerordentlichen Bedeutung des Kolloidzustandes für den menschlichen und tierischen Organismus die Aufgabe haben, den Kolloidzustand des Körpers nach Möglichkeit vor Störungen zu schützen.

Methoden.

Für die Messung der Oberflächenspannung bei biologischen Untersuchungen gibt es verschiedene Methoden. Die wichtigsten sind folgende:

1. Messung durch Bestimmung der kapillaren Steighöhe nach *J. Traube*[19]). Da die Phänomene der Kapillarerscheinungen auf Oberflächenspannungen zurückzuführen sind, so lassen sich letztere dadurch messen, daß man eine Kapillarröhre, die mit einer Skala versehen, in die zu untersuchende Flüssigkeit eintaucht. Aus der Steighöhe derselben, verglichen mit der Steighöhe des Wassers, erhält man den Quotienten, welcher die Oberflächenspannung der zu untersuchenden Flüssigkeit ausdrückt.

2. Die stalagmometrische oder Tropfenmethode nach *J. Traube*[19]) ($\sigma\tau\alpha\lambda\alpha\gamma\mu\alpha$ = der Tropfen). Der dazu verwendete Apparat (Stalagmometer) besteht aus einer dünnen, in der Mitte zu einer Kugel von bestimmtem Volumen ausgezogenen Röhre, deren unterer Abschnitt 2 mal rechtwinklig gebogen und deren unteres Ende mit einer plangeschliffenen Abtropffläche versehen ist. Oberhalb und unterhalb der Kugel ist die Glasröhre graduiert und mit Ringmarke versehen. Die zu untersuchende Flüssigkeit wird in Kugel und Röhre hochgesogen und in der Zahl der Tropfen, welche von dieser Flüssigkeit mit bekanntem Volumen, das von Ringmarke zu Ringmarke reicht, abfallen, hat man den Ausdruck der Oberflächenspannung, also bei großer Spannung geringe Tropfenzahl, bei niedriger Spannung erhöhte Tropfenzahl. Auf jeden Apparat ist das Volumen, das ist die Tropfenzahl für Wasser, bei einer bestimmten Temperatur eingraviert. Aus technischen Gründen hat aber jeder Apparat ein anderes Volumen, und die angegebene Tropfenzahl einer untersuchten Flüssigkeit läßt sich demnach nur mit demselben Stalogmometer nachprüfen. Es ist also zu Vergleichszwecken praktisch, die Anzahl der ermittelten Tropfen auf Normaltropfen umzurechnen, d. h. auf diejenige Tropfenzahl, die ein Stalagmometer mit der Eichungszahl „100" ergeben würde.

3. Da die Tropfenmethode zwar einfach in der Durchführung, bei viscösen Lösungen aber recht zeitraubend ist, durch Verdampfung und Ausdiffundieren von Gasen bei der Verteilung in Tropfen auch Fehler entstehen können, so hat man neuerdings zur Beurteilung der Oberflächenspannung die Kraft gemessen, welche gerade imstande ist, den Objektträger oder Ring von der Flüssigkeitsoberfläche, die er berührte, abzuziehen, diese von *Searle* und *Lecomte du Nouy* eingeführte „Methode der Adhäsionsplatten oder Ringe" wurde von *R. Brinkman* und *E. van Dam*[20]) durch Verwendung der Torsionswage noch wesentlich verbessert und hat damit, wie angegeben wird, die Vorteile der Genauigkeit und sehr einfachen Handhabung.

Technik der Stalagmometrie.

Durch einen am oberen Ende des Stalagmometers angesetzten Schlauch wurde das zu untersuchende Serum in den Apparat bis zur oberen Ringmarke hochgesogen, und nun wurde die Zahl der Tropfen, welche sich von der unteren plan geschliffenen Abtropffläche loslösten, so lange gezählt, bis alles Serum aus der Kugel geflossen und die untere Ringmarke erreicht hatte. Durch die Graduierung der Glasröhre ließen sich auch Bruchteile eines Tropfens bestimmen, doch mußte

472 K. Galke: Stalagmometrische Untersuchung des Pferdeserums

Tabelle

Untersuchungs-Nr.	Name des Pferdes, Alter, Nährzustand	Gedeckt im Monat	Tragend	Gefohlt am	Abermals gedeckt am	Blutentnahme am	Ermittelte Tropfenzahl	Errechnete Tropfenzahl für Normal-Stalagm. 100	Blutentnahme am	Ermittelte Tropfenzahl	Errechnete Tropfenzahl für Normal-Stalagm. 100	Blutentnahme am	Ermittelte Tropfenzahl	Errechnete Tropfenzahl für Normal-Stalagm. 100
1.	Lotte, 6 J., N. gut	Juni 1922	+	10.5.23	22.5.23	8.11.22	21,28	111,70	8.12.22	21,88	111,96	5.1.23	21,28	111,44
2.	Agnes, 12 J., N. befriedig.	Mai 1922	+	30.4.23	15.5.23	8.11.22	21,47	112,70	8.12.22	21,28	111,70	5.1.23	21,88	112,28
3.	Jautra, 12 J., N. zieml. gut	Febr. 1922	+	30.1.23	7.2.23	9.11.22	21,23	111,44	9.12.22	21,42	112,44	6.1.23	21,19	111,28
4.	Liese, 16 J., N. zieml. gut	April 1922	+	25.3.23	11.4.23	9.11.22	21,19	111,28	9.12.22	21,28	111,70	6.1.23	21,14	110,97
5.	Ursula, 14 J., N. mäßig	März 1922	+	20.2.23	10.3.23	9.11.22	21,14	110,97	9.12.22	21,14	110,97	6.1.23	21,28	111,70
6.	Paula, 16 J., N. gut	März 1922	+	19.2.23	—	9.11.22	21,47	112,70	9.12.22	21,52	112,96	6.1.23	21,52	112,96
7.	Klara, 10 J., N. zieml. gut	April 1922	+	1.3.23	18.3.23	8.11.22	21,52	112,96	10.12.22	21,38	112,28	8.1.23	21,47	112,70
8.	Müllerin, 12 J., N. gut	April 1922	+	25.3.23	14.4.23	8.11.22	21,33	111,96	10.12.22	21,42	112,44	8.1.23	21,28	111,70
9.	Laura, 12 J., N. zieml. gut	März 1922	—	—	27.3.23	9.11.22	21,33	111,96	9.12.22	21,47	112,70	6.1.23	21,88	112,28
10.	Schwalbe K., 18 J., N. gut	—	—	—	—	9.11.22	21,14	110,97	9.12.22	21,28	111,44	6.1.23 / 7.1.23	22,28 / 21,83	116,95 / 111,96
11.	Sylvia K., 18 J., N. gut	—	—	—	—	9.11.22	21,23	111,44	9.12.22	21,33	111,96	6.1.23	21,38	112,28
12.	Selma K., 18 J., N. gut	—	—	—	—	9.11.22	21,47	112,70	9.12.22	21,42	112,44	6.1.23	21,33	111,96
13.	Inge, 18 J., N. zieml. gut	—	—	—	5.2.23	—								
14.	Ypern, 11 J., N. zieml. gut	—	—	—	2.2.23	—								
15.	Jukka, 10 J., N. zieml. gut	—	—	—	28.1.23	—								

durch entsprechende Vorversuche festgestellt werden, wieviel Teilstriche der Skala einem Tropfen entsprachen, wobei auf einen solchen stets 24 Skalenteile ermittelt wurden. Wenn also beim Abtropfen der Flüssigkeit, die bis zur oberen Ringmarke hochgesogen wurde, nach Entleerung des oberen Skalenteils, der Kugel und von 13 Teilstrichen der unteren Skala 21 Tropfen gezählt wurden, so enthielt das Volumen — da die untere Ringmarke bei Teilstrich 20 lag — $21^{7}/_{24} = 21{,}25$ Tropfen. Die Abtropffläche muß frei von jeder Fettschicht und vollkommen benetzt sein, die Bildung von Luftblasen in der Flüssigkeitssäule sowie Erschütterungen des Zimmers, welche die Loslösung des Tropfens beschleunigen, sind zu vermeiden. Die Untersuchung soll bei senkrechter Stellung der Glasröhre und bei stets gleichbleibender Temperatur erfolgen. Das zu untersuchende Serum muß, wie *Kisch* und *Remertz*[14]) betonen, klar sein; es darf nicht aus hämolysierten Erythrocyten ausgetretenes Hämoglobin enthalten, da trübe und rötlich tingierte Sera stets einen niedrigeren Oberflächenspannungswert ergeben. Die Ausflußgeschwindigkeit wurde durch Anbringen einer Klemmschraube an den Gummischlauch auf

I.

Blutentnahme am	Ermittelte Tropfenzahl	Errechnete Tropfenzahl für Normal-Stalagm. 100	Blutentnahme am	Ermittelte Tropfenzahl	Errechnete Tropfenzahl für Normal-Stalagm. 100	Blutentnahme am	Ermittelte Tropfenzahl	Errechnete Tropfenzahl für Normal-Stalagm. 100	Blutentnahme am	Ermittelte Tropfenzahl	Errechnete Tropfenzahl für Normal-Stalagm. 100	Blutentnahme am	Ermittelte Tropfenzahl	Errechnete Tropfenzahl für Normal-Stalagm. 100
9.2.23	21,47	112,70	9.3.23	21,38	112,28	6.4.23	21,14	110,97	4.5.23	21,19	111,28	8.6.23	21,38	112,28
9.2.23	21,52	112,96	9.3.23	21,42	112,44	6.4.23	21,52	112,96	4.5.23	21,19	111,28	8.6.23	21,42	112,44
10.2.23	21,47	112,70	10.3.23	21,42	112,44	7.4.23	21,47	112,70	5.5.23	21,52	112,96	9.6.23	21,33	111,96
10.2.23	21,23	111,44	10.3.23	21,33	111,96	7.4.23	21,47	112,70	5.5.23	21,28	111,70	9.6.23	21,23	111,44
10.2.23	21,19	111,28	10.3.23	21,33	111,96	7.4.23	21,14	110,97	5.5.23	21,28	111,70	9.6.23	21,42	112,44
10.2.23	21,52	112,96	10.3.23	21,19	111,28	7.4.23	21,28	111,70	5.5.23	21,23	111,44	9.6.23	21,19	111,28
8.2.23	21,33	111,96	9.3.23	21,52	112,96	10.4.23	21,52	112,96	8.5.23	21,52	112,96	9.6.23	21,42	112,44
8.2.23	21,52	112,96	9.3.23	21,47	112,70	10.4.23	21,28	111,70	8.5.23	21,28	111,70	9.6.23	21,28	111,70
10.2.23	21,47	112,70	10.3.23	21,42	112,44	7.4.23	21,57	113,22	5.5.23	21,52	112,96	9.6.23	21,47	112,70
10.2.23	21,38	112,28	10.3.23	21,38	112,28	7.4.23	21,47	112,70	5.5.23	21,38	112,28	9.6.23	21,38	112,28
10.2.23	21,19	111,28	10.3.23	21,23	111,44	7.4.23	21,33	111,96	5.5.23	21,42	112,44	9.6.23	21,47	112,70
10.2.23	21,47	112,70	10.3.23	21,47	112,70	7.4.23	21,28	111,70	5.5.23	21,42	112,44	9.6.23	21,38	112,28
10.2.23	21,47	112,70	10.3.23	*21,28!*	*116,95*	7.4.23	21,52	112,96	5.5.23	21,66	113,70	9.6.23	21,66	113,70
10.2.23	21,38	112,28	10.3.23	21,47	112,70	7.4.23	21,66	113,70	5.5.23	21,47	112,70	9.6.23	21,28	111,70
10.2.23	21,42	112,44	10.3.23	21,47	112,70	7.4.28	21,61	113,43	5.5.23	21,57	112,22	9.6.23	21,42	112,44

höchstens 20 Tropfen in der Minute reguliert. Neben all diesen zu beobachtenden Maßnahmen ist peinlichste Sauberhaltung des Apparates und Prüfung vor jeder Ingebrauchnahme ein unbedingtes Erfordernis. Wenn hintereinander mehrere Sera zu untersuchen sind, so genügt nach *Kisch* und *Remertz*[21]) das mehrmalige Aufziehen von Aqua dest. zwischen den einzelnen Bestimmungen.

Eigene Versuche.

Nachdem ich mich im Oktober 1922 während der Dauer von 14 Tagen in der Poliklinik für größere Haustiere der Tierärztlichen Hochschule zu Berlin in die Technik der Untersuchung eingearbeitet, untersuchte ich zunächst das Plasma von Stuten. Dem frisch entnommenen Blute wurde Oxalsäure zugesetzt, um die Gerinnung zu verhindern. Am nächsten Tage, wenn sich die Blutkörperchen genügend abgesetzt

Tabelle

Unter-suchungs-Nr.	Name des Pferdes, Alter, Nähr-zustand	Blutentnahme am	unter welchen Bedingung.	Ermittelte Tropfenzahl	Errechnete Tropfenzahl für Normal-Stalagm. 100	Blutentnahme am	unter welchen Bedingung.	Ermittelte Tropfenzahl	Errechnete Tropfenzahl für Normal-Stalagm. 100
16	Olaf 17 Jahre N. mäßig	18.6.23	nach anstreng. Arbeit, allgemeiner Schweißausbruch	21,66	113,70	18.6.23	nach mehrstünd. Ruhe; 2 Std. nach dem Mittagfutt.	21,47	112,70
17	Peter 16 Jahre N. mäßig	18.6.23	do.	21,71	113,96	18.6.23	do.	21,42	112,44
18	Samuel 12 Jahre N. recht gut	18.6.23	do.	21,33	111,96	18.6.23	do.	21,23	111,44
19	Qualität 14 Jahre N. recht gut	15.6.23	vormittags 10 Uhr, nüchtern	21,76	114,22	15.6.23	mittags 1 Uhr	21,14	110,97
20	Rakete 13 Jahre N. recht gut	15.6.23	do.	21,71	113,96	15.6.23	do.	21,09	110,70
21	Rose K. 13 Jahre N. gut	15.6.23	vormittags 10 Uhr	21,14	110,97	15.6.23	do.	21,09	110,70
22	Tante K. 12 Jahre N. gut	15.6.23	do.	21,14	110,97	15.6.23	do.	21,09	110,70
23	Panther 16 Jahre N. befriedigend	19.6.23	vormittags 9 Uhr, Phlagmone T: 39,4	21,04	110,44	20.6.23	vormittags 9 Uhr, Phlagmone T: 39,3	21,00	110,23

hatten, wurde das klare Plasma abpipettiert, 20 Min. lang zentrifugiert und untersucht; dabei fielen meist nicht einzelne Tropfen ab, sondern infolge der Zähflüssigkeit des Materials trat häufig Fadenbildung ein, und die tagelang fortgesetzten Versuche ließen das Plasma des Pferdes als ungeeignet für die Untersuchung mit dem zur Verfügung stehenden Stalagmometer erscheinen, weshalb die weiteren Messungen am Serum vorgenommen wurden. In der Zeit von Anfang November 1922 bis Anfang Juni 1923 untersuchte ich fortlaufend alle 4 Wochen das Serum von 12 tragenden Stuten, von denen mir die Blutentnahme durch das freundliche Entgegenkommen ihrer Besitzer, des Herrn

II.

Name des Pferdes	Blutentnahme am	unter welchen Bedingung.	Ermittelte Tropfenzahl	Errechnete Tropfenzahl für Normal-Stalagm. 100	Blutentnahme am	unter welchen Bedingung.	Ermittelte Tropfenzahl	Errechnete Tropfenzahl für Normal-Stalagm. 100
Qualität K.	16.6.23	vormittags 10 Uhr	21,42	112,44	16.6.23	mittags 1 Uhr	21,38	112,28
Rakete K.	16.6.23	do.	21,38	112,28	16.6.23	do.	21,52	112,96
Rose	16.6.23	vormittags 10 Uhr nüchtern	21,47	112,70	16.6.23	do.	21,52	112,96
Tante	16.6.23	do.	21,33	111,96	16.6.23	do.	21,33	111,14

Stürkow-Freundshof, Herrn Dorsch-Silberhof und einiger anderer gestattet wurde. Die Blutentnahme geschah regelmäßig zur selben Tageszeit, nämlich zu Beginn des Mittagfutters. Zur Kontrolle wurden zu gleicher Zeit jedesmal auch 3 nichttragende Stuten des hiesigen Truppenteils (II/I.-R. 3.) Blutproben entnommen. Das gewonnene Blut ließ ich zunächst 2 Stunden lang möglichst kühl stehen, dann wurde es für ca. 4 Stunden im Wasserbade einer Temperatur von 35° ausgesetzt. Das erhaltene Serum wurde am nächsten Tage abpipettiert, 20 Min. lang zentrifugiert und bei stets ziemlich gleicher Zimmertemperatur von etwa 15° untersucht. Dazu benutzte ich ein

Stalagmometer nach *Traube*, das auf 19,05 Tropfen Wasser bei 15° geeicht war; das Ergebnis ist in den beigefügten Tabellen niedergelegt. Zu Vergleichszwecken wurde der für biologische und medizinische Untersuchungen übliche Quotient, d. h. die Tropfenzahl für das Serum, bezogen auf ein Normalstalagmometer, welches 100 Normalwassertropfen bei 15° gibt, ermittelt, und zwar nach der Formel $100 \cdot Z : Zw$, wobei Z die Tropfenzahl für das Serum, Zw diejenige für Wasser ist.

Die unter Nr. 1—8 geführten Stuten wurden nach dem Abfohlen wieder belegt, mit Ausnahme von Nr. 6. Die Pferde Nr. 10—12 waren nichtgedeckte Stuten; sie sind in der Tabelle mit K = Kontrollpferde bezeichnet. Nr. 9, im März 1922 gedeckt, erwies sich im Frühjahr des nächsten Jahres als nicht tragend; das Tier wurde im März 1923 abermals dem Hengste zugeführt, und im September d. J. konnte die Trächtigkeit bei diesem Pferde sowohl wie bei den anderen im gleichen Jahre gedeckten klinisch nachgewiesen werden.

Der Untersuchungsbefund zeigte, daß die Normaltropfenzahl des Serums der tragenden Tiere vom 6. Monat der Trächtigkeit an bis zum Abfohlen (vgl. Nr. 1—8) zwischen 110,97 und 112,96, bei den im 1. bis 6. Monat tragenden Stuten zwischen 111,70 und 113,70 schwankte (vgl. Nr. 9, 13—15), während die Normaltropfenzahl bei den Kontrolltieren zwischen 110,97 und 112,70, also innerhalb der Schwankungsbreite des Serums gravider Stuten lag; die Werte, welche bei den in der Laktation befindlichen Pferden gefunden wurden, betrugen 111,28 bis 113,70 Normaltropfen.

Im Gegensatz zu *Mucha*, der allerdings das Plasma — nicht das Serum — tragender Rinder untersuchte und mit fortschreitender Trächtigkeit im allgemeinen eine Zunahme der Tropfenzahl, d. h. eine Abnahme der Oberflächenspannung fand, bin ich auf Grund der von mir gefundenen Zahlen der Ansicht, daß die Oberflächenspannung des Pferdeserums durch die Trächtigkeit kaum oder nicht derartig beeinflußt wird, daß letztere durch die stalagmometrische Untersuchung nachzuweisen wäre, da in jedem Stadium der Trächtigkeit Oberflächenspannungswerte des Serums auftreten, die gleich oder nahezu gleichwertig auch bei nichttragenden Tieren gefunden werden.

Dieses Ergebnis deckt sich auch mit dem, was *Kisch* und *Remertz*[14]) bei den stalagmometrischen Untersuchungen des Serums Gravider feststellen konnten, nämlich daß die Oberflächenspannung dieser Sera vollkommen mit dem Normalwert übereinstimmt, ein Befund, der nach den genannten Autoren den Verhältnissen entspricht, die der eine von ihnen (*Kisch*) auch bei der vergleichenden Messung der Oberflächenspannung des Serums von Männchen und graviden Weibchen verschiedener Kaltblüter nachweisen konnte.

Literaturverzeichnis.

[1] *Dennhardt*, Das Uteringeräusch beim Rind. Berlin. tierärztl. Wochenschr. 1905, Nr. 23. — [2] *Richter, J.*, Das Uteringeräusch beim Pferd. Berlin. tierärztl. Wochenschr. 1922, Nr. 10. — [3] *Zieger*, Die Diagnose der Trächtigkeit des Rindes. Inaug.-Diss. Bern 1908. — [4] *Nörr, J.*, Ein neuer Trächtigkeitsnachweis in der Veterinärmedizin durch galvanometrische Aufnahme der Aktionsströme des fötalen Herzens. Berlin. tierärztl. Wochenschr. 1921, Nr. 1 und 2. — [5] *Abderhalden, E.*, Abwehrfermente. 4. Aufl. 1914. — [6] *Richter, J.*, Zehn Jahre geburtshilfliche Klinik. Berlin. tierärztl. Wochenschr. 1921, Nr. 34. — [7] *Franz, W.*, Versuch einer Trächtigkeitsbestimmung mittels Blutsedimentation beim Rinde. Inaug.-Diss. Dresden-Leipzig 1921. — [8] *Stoß*, Die Sedimentierungsgeschwindigkeit der roten Blutkörperchen als Trächtigkeitsdiagnostikum beim Pferde. Münch. tierärztl. Wochenschr. 1921, Nr. 38. — [9] *Eberhard*, Zur Frühdiagnose der Trächtigkeit mittels Maturin. Tierärztl. Rundschau 1923, Nr. 10. — [10] *Müller, J.*, Künstliche Glycosurien nach Phloridzininjektionen bei Kühen und Schafen und ihre Bedeutung als Trächtigkeitsdiagnosticum. Inaug.-Diss. Dresden 1923. — [11] *Hirsch, P.*, Grundlagen und Ausführung der interferometrischen Methode zum frühzeitigen Trächtigkeitsnachweis zunächst bei der Stute. Arch. f. Tierheilk. 50, H. 1. — [12] *Schemensky, W.*, Stalagmometrische Untersuchungen an Urinen und ihre Anwendung auf die klinische Pathologie. Münch. med. Wochenschr. 1920, Nr. 27. — [13] *Schemensky, W.*, Weitere stalagmometrische Untersuchungen an Urinen. Münch. med. Wochenschr. 1920, Nr. 49. — [14] *Kisch* und *Remertz*, Capillarimetrische Untersuchungen am Serum und Liquor cerebrospinalis des Menschen. Internat. Zeitschr. f. physiol.-chem. Biol. 1914, H. 5 und 6. — [15] *Fiege*, Stalagmometrische Untersuchungen am Pferde- und Rinderharn unter besonderer Berücksichtigung der Trächtigkeit. Inaug.-Diss. Berlin 1912. — [16] *Mucha*, Beitrag zur Kenntnis der Oberflächenspannungsänderungen im Blutplasma trächtiger Rinder. Inaug.-Diss. Berlin 1922. — [17] *Bechhold, H.* und *L. Reiner*, Die Stalagmone. Münch. med. Wochenschr. 1920, Nr. 31. — [18] *Schade, H.*, Von der Bedeutung der Kolloide im menschlichen Körper. Münch. med. Wochenschr. 1921, Nr. 5. — [19] *Abderhalden, E.*, Handbuch der biochemischen Arbeitsmethoden. 5, II. Teil. — [20] *Brinkman, R.* und *E. van Dam*, Eine einfache und schnelle Methode zur Bestimmung der Oberflächenspannung von sehr geringen Flüssigkeitsmengen. Münch. med. Wochenschr. 1921, Nr. 48. — [21] *Kisch* und *Remertz*, Über die Oberflächenspannung von Serum und Liquor cerebrospinalis beim Menschen und über die Technik capillarimetrischer Messungen. Münch. med. Wochenschr. 1914, Nr. 20.

Über ein Adenocarcinom bei der Katze nebst einer Zusammenstellung der Literatur über die Tumoren der Katze[1]).

Von

Walter Freundlich, Lissa i. P.,
Tierarzt.

(Aus dem Pathologischen Institute der Tierärztlichen Hochschule zu Berlin
[Direktor: Prof. Dr. *Nöller*].)

[Referent: Prof. Dr. *W. Nöller*.]

In den Arbeiten von *Casper* (1896), *Petit* (1910) und namentlich in der von *Fölger* (1917) haben die in der Literatur niedergelegten Beobachtungen von Neu-

---

[1]) Die Originalarbeit, in der sich namentlich eine ausführliche Darstellung der in der Literatur mitgeteilten Tumoren findet, befindet sich im Pathologischen Institute der Tierärztlichen Hochschule zu Berlin.

bildungen bei der Katze bereits zum erheblichen Teil Berücksichtigung gefunden. Die genannten Literaturzusammenstellungen enthalten aber Mitteilungen über die Geschwülste sämtlicher Haustiere — nach dem morphologischen Aufbau der Tumoren eingeteilt — so daß es schwierig ist, aus ihnen ein Gesamtbild über die Neubildungen einer Tierart zu gewinnen.

Sticker (1902), *Williams* (1908), *Wolff* (1913) und *Meier* (1923) haben zwar in ihren Abhandlungen über den Krebs oder über die gesamten Neubildungen bei den Tieren der Katze ein eigenes, kleines Kapitel gewidmet. Stets haben bei diesen Autoren jedoch nur einige wenige Mitteilungen über Geschwülste bei der Katze Aufnahme gefunden.

Auch in der einzigen Arbeit, die bisher speziell über den Krebs der Katze erschienen ist, in der Veröffentlichung *Antoines* (1907), sind neben eigenen Untersuchungen nur einige wenige bemerkenswerte Beobachtungen französischer Mediziner angeführt worden.

Ich habe daher im folgenden die in der Literatur mitgeteilten Fälle von Neubildungen bei der Katze zusammengestellt. Hierbei sind die in den Berichten der tierärztlichen Hochschulen meist nur zahlenmäßig gemachten Angaben über Tumoren bei der Katze unberücksichtigt geblieben.

Nicht histologisch untersuchte Fälle.

Ducorneau (1899): *Hauthorn*; Ridler und Hobday (1905): *Nasenpolyp*; Williams (1908): Geschwulstpräparate aus Londoner Museen u. a. von Leberangiomen.

Histologisch untersuchte Beobachtungen.

Homoiotypische Geschwülste.

Fibrom: Petit (1903).
Chondrom: Wooldridge (1912).
Lymphangiom: Schindelka (1892).
Myom: Petit (1902), Richard (1910), Ball (1913).
Neurom: Steensland (1906).
Peritheliom: Cinotti (1905).
Papillom: Eve (1906), Mensa (1914).
Adenom: Zietzschmann (1901), Petit und Germain (1912), Ball (1907), Petit (1908), Petit (gleichfalls 1908), Joest (1916).
Kystadenome: Joest (1916), Liénaux (1900). (Adamantiom.)

Heterotypische Geschwülste.

Sarkom, ohne Angabe der Unterart: Cadiot (1891), Volkmann (1908).
Rundzellensarkom: Petit und Breton (1902), Eva Field (1904), Stroud (1905), Murray (1908), Vallillo (1909), Leipziger (1910), Ewald (1919), Bürgi (1920).
Spindelzellensarkom: Petit (1901), Cornil und Petit (1905), Murray (1908), Roncaglio (1911).
Riesenzellensarkom: Ball (1913).
Fibrosarkom: Petit (1903, Boueck (1906), Cadéac (1909), Alexander (1911).
Myxosarkom: Murray (1908), Petit 1909), Petit (1911).
Osteosarkom: Cadéac (1899), Busquet (von Antoine [1907] mitgeteilt).
Melanosarkom: Mulvey (1906).
Lymphosarkom: Bürgi (1920).
Übertragungsversuch mit *Sarkom*: Busquet (von Antoine [1907] mitgeteilt).
Carcinom, ohne Angabe der Unterart: Csokor (1884), Spencer (1890), Leisering (von Casper [1896] mitgeteilt), Schütz (von Sticker [1902] mitgeteilt), v. Leyden (1904), Eva Field (1904), Künstler (1904), Lewin (1908), Wagner (1912), Joest (1919).

nebst einer Zusammenstellung der Literatur über die Tumoren der Katze.

Plattenepithelkrebs: Leblanc (1863) (nach Cadiot [1899] parasitäre Erkrankung), Fadyean (1890), Fadyean (1899), Bashford und Murray (1904), Hobday (1905), Boucek (1906), Sabrazès, Muratet und Antoine (1907), Murray (1908), Harger (1908), Wooldridge (1913).

Zylinderzellenkrebs: Fuchs (1888), Cadiot, Gilbert und Roger (1899), Petit (1902), Cornil und Petit (1906), Petit (1908), Petit und Finzi (1910).

Carcinoma solidum: Kitt (1900), Kitt (gleichfalls 1900), Petit (1902), Petit (gleichfalls 1902), Petit (1904), Cornil und Petit (1905), Sabrazès, Boudeaux und Antoine (1907), Anger und Roquet (1908), Murray (1908), Clunet (1910).

Adenocarcinom: Petit (1902), Boucek (1906), Sabrazès und Antoine (1907), Murray (1908), Petit und Germain (1910), Ball und Roquet (1911), Joest (1913), Joest (1919), Teutschländer (1920), Goldberg (1921).

Dieser Zusammenstellung der bisher bei der Katze beobachteten Neubildungen kann ich einen neuen Fall von Krebs bei der Katze hinzufügen, den ich zu untersuchen Gelegenheit hatte.

Durch Herrn Dr. *Bodländer*, Berlin, wurde im August 1922 dem pathologischen Institute eine Katze zur Sektion überwiesen, bei der man während des Lebens einen kleinen Knoten im oberen Teil der Bauchhöhle — wenn auch undeutlich — hatte palpieren können. Die Leber dieses Tieres wurde in Joreslösung, der übrige Körper in Formalin aufbewahrt.

Bei der Sektion wurden — um auch kleine Metastasen zu finden — sämtliche Organe in kleine Scheiben zerschnitten.

Sektionsprotokoll und anatomische Beschreibung der Veränderungen.

Etwa 7 Jahre alter Kater. Länge (vom Hinterhauptbein bis zum Schwanzansatz) 43 cm. Haut, Vorder- und Hinterextremitäten entfernt, Brust- und Bauchhöhle eröffnet, Leber bereits herausgenommen. Ernährungszustand schlecht.

Zwerchfell: Auf der abdominalen Fläche etwa 20 stecknadelkopf- bis hanfkorngroße, kreisrunde, grauweiße, über die Oberfläche nur wenig prominierende knötchenartige Auflagerungen; nicht in das eigentliche Zwerchfellgewebe hineinreichend, von intakter Serosa überzogen. Die der Brusthöhle zugekehrte Fläche des Zwerchfells glatt und glänzend.

Lunge: Keine Veränderungen, abgesehen von 6 knötchenartigen Einlagerungen (1 im rechten Mittellappen, 3 im rechten, 2 im linken Zwerchfelllappen). Diese Knötchen stecknadelkopf- bis hanfkorngroß, linsenförmig, weißlichgrau, nur wenig über die Lungenoberfläche hervorragend, unmittelbar unter der Pleura sitzend, nur eins in das Lungenparenchym eingebettet. Eines umgeben von hellgrauem, $1/2$ mm breitem, unscharf in die Umgebung übergehendem Wall.

Herz: Keine Veränderungen. Beide Kammern mit Cruormassen prall gefüllt.

Milz: 9 cm lang, größte Breite 3 cm, zungenförmig. An der Außenfläche an der cranialen Ecke der Basis 2, in der Nähe der Milzspitze ein 3. Knötchen. Diese 3 Knötchen hanfkorngroß, von kugliger Gestalt, rötlichgrau, die Milzoberfläche nur wenig überragend; das in der Nähe der Milzspitze sitzende, das Milzparenchym völlig durchsetzend, auch noch den visceralen Serosaüberzug hervorwölbend, die beiden anderen die gegenüberliegende Milzfläche nicht ganz erreichend.

Gekröse: An Stelle der Gekröswurzel vom Colon eng umfaßte, nach hinten $1^1/_2$ cm vom freien Rande des Ligamentum recto-duodenale entfernte Geschwulst. Zwischen den Gekrösblättern, mit Colon und Pankreas nicht verbunden, am linken

Pankreaslappen jedoch bindegewebig befestigt; Größe und Gestalt wie die eines Hühnereis, Farbe grauweiß, Konsistenz leberartig, Oberfläche höckrig. Auf dem Querschnitt rundliche oder vieleckige, körnige Felder, durch schmale, weißliche, derbere Stränge ähnlich wie bei einer Drüse voneinander abgetrennt. Gekröslymphknoten meist erbsengroß, rechts und links der Geschwulst anliegend, stellenweise sichtbar darin aufgehend.

Sämtliche übrigen Organe ohne Veränderungen.

Ergebnis der Untersuchung der fixierten Leber.

Leber (vom stumpfen bis zum scharfen Rand) 11,5 cm, größte Breite 16 cm, Dicke 4,5 cm, Gewicht 340 g. Die Lebervergrößerung jedoch auf sämtliche Leberlappen gleichmäßig verteilt. Margo acutus scharf, oftmals kleine Einkerbungen. Lebergewebe durch zahlreiche Einlagerungen bis auf geringe Reste verdrängt; Grundfarbe rotbraun. Leberoberfläche: Im Bereiche der rotbraunen Bezirke leicht gekörnt oder ganz glatt, matt glänzend; größtenteils — sowohl auf der Zwerchfell- wie der Eingeweidefläche — stark hüglig oder höckrig durch zahlreiche (etwa 100 größere) stecknadelkopf- bis walnußgroße, meist kirschgroße Knötchen. Diese selten von der Umgebung scharf abgesetzt, meistens — zuweilen auch Knoten miteinander verbindende — Ausläufer in das Muttergewebe vorhanden. Oberfläche der Knötchen: Meistens grauweiß — zuweilen mit dunkelbraunroten Farbentönen durchbrochen — seltener bläulichrot (siehe Schnittfläche: Degenerationserscheinung); zuweilen ganz glatt oder wenig gekörnt, weit häufiger in ihrer Mitte eine scharf ausgeprägte Einziehung — eine Delle — nach deren Zentrum sternförmige Einziehung der Oberfläche. Diese Delle häufig ebenso wie das Knötchen gefärbt, oftmals jedoch rein weiß, sehnenartig, bei wenigen, im Gegensatz zu allen anderen Fluktuation zeigenden Knötchen von bläulichweißer Farbe. Durchschnitt: Nur geringe Reste rotbraunen Lebergewebes, meistens völlig von Knoten durchsetzt. Durchschnitt der fluktuierenden Stellen: Haselnußgroße Hohlräume, angefüllt mit einem Teelöffel einer schmutzigbraunen, dünnflüssigen, bräunliche Gewebsfetzen enthaltenden Flüssigkeit, mit grauweißen, weichen, stark zerklüfteten Wänden. Knötchen von speckartiger Konsistenz; die Knötchen der Oberfläche weit in das Lebergewebe hineinreichend, oft durch Ausläufer mit den im Innern der Leber sitzenden verbunden. Schnittfläche der Knoten: nicht über den Leberdurchschnitt hervorragend, rein weiß, feingekörnt, bei den auf der Leberoberfläche bläulichrot gefärbten, auf dem Querschnitt ein braunes, schmieriges, leicht entfernbares Gewebe. Kapsel um die Knoten nirgends feststellbar.

Gallenblase ohne Veränderungen.

Sektionsergebnis. 1. Im Bereich der Gekröswurzel ein subseröser, mit den Gekröslymphknoten in innigem Zusammenhang stehender Geschwulstknoten. 2. Zahlreiche das Lebergewebe durchsetzende Geschwulstknoten mit Dellenbildung an der Oberfläche und mit Einschmelzungsvorgängen im Zentrum. 3. Kleinere Neubildungen in Milz und Lunge. 4. Subseröse Geschwulstknötchen auf der Leberfläche des Zwerchfells.

Zur genaueren Feststellung der Geschwulstart wurde jetzt eine histologische Untersuchung vorgenommen.

Mikroskopische Untersuchung.

Aus der Gekrösgeschwulst, der Leber, Milz, Lunge und dem Zwerchfell wurden Schnittpräparate angefertigt. Gefärbt wurde mit Hämalaun-Eosin und nach *van Gieson*.

Ich gebe zunächst ein Gesamtbild des Tumors, das etwa dem der Gekrösgeschwulst entspricht, und führe sodann die Abweichungen, welche die einzelnen Neubildungen zeigen, an.

Zwei Gewebsarten, Epithel und Bindegewebe, sind am Aufbau der Geschwulst beteiligt. Auf einer bindegewebigen Grundlage lagern ein- oder mehrschichtige (2—3 Lagen) — stellenweise durch Lücken unterbrochene — Reihen von Epithelzellen, die verschiedenartig gebaute Hohlräume begrenzen. Nur äußerst selten ist eine besondere bindegewebige Hüllmembran — eine echte Tunica propria — um diese Epithelzellenverbände wahrzunehmen. Die Hohlräume zeigen neben länglichen, oftmals auch runde oder ganz unregelmäßige, vieleckige Formen. Meistens sind sie etwa 10—30mal so groß wie eine Epithelzelle; an anderen Stellen sind jedoch die Zellreihen so dicht nebeneinander gelagert, daß für die Lumina nur wenig Platz übrigbleibt. Zuweilen verschwinden die Lumina auch völlig und man findet dann nur schmale Epithelzellenstränge, durch geringe Mengen Bindegewebe voneinander abgetrennt. Benachbarte Hohlräume konfluieren fast stets miteinander, wodurch ihre Gestalt und Größe noch mannigfaltiger erscheint.

Im Innern dieser Hohlräume finden sich oftmals epitheliale Papillen und Leisten; außerdem liegen hier in größerer Zahl zu kleinen Paketen zusammengeballt, desquamierte Epithelzellen, deren Kern blaß gefärbt oder in Stücke zerfallen und deren Protoplasma grobschaumig und gelegentlich am Rande aufgefasert ist. Auch verstreut liegende, aufgequollene Leukocyten, fädige, maschige Protoplasmamassen, Kernstücke, Kernschatten sowie durch Zusammenfließen entstandene riesenzellenartige Gebilde habe ich hier beobachten können.

An den Rändern der Geschwulst sieht man nur in seltenen Fällen die Tumormassen gegenüber dem Organgewebe — aber stets ohne Bindegewebskapsel — gut abgegrenzt. Meistens jedoch ragt die Geschwulst mit langen, schmalen Fortsätzen tief in ihr Muttergewebe hinein.

Der Buntheit der Bilder, die uns die Geschwulst bietet, entspricht die Buntheit der einzelnen Zellgebilde. Neben den oft vorhandenen, länglich-prismatischen Formen kann man kuglige, eiförmige und kubische Zellen unterscheiden. Gelegentlich finden sich auch fast spindelförmige — jugendlichen Bindegewebszellen ähnliche — Zellen. Ich habe eine Durchschnittsgröße der Zellen von 10 μ feststellen können. Die Kerne der Epithelzellen haben eine ganz verschiedene Größe — die größten sind etwa 10 mal so groß wie die kleinsten (2 μ : 20 μ) — und ovale, seltener runde Gestalt. Ihr Chromatin ist feinkörnig und häufig in dünner Lage an der Kernmembran angeordnet, so daß bläschenförmige Kerne entstehen. Übergänge zwischen solchen und regelmäßigen

Kernen sind häufig. Vielfach zerfallen diese bläschenförmigen Kerne (reine Karyorrhexis), sehr viel seltener ist eine Verdichtung des Kernes (pyknotische Degeneration) zu bemerken. Die Kerne enthalten 1—3 stark acidophile, ganz verschieden große, gelegentlich die Hälfte des ganzen Kernes einnehmende Kernkörperchen, die immer deutlicher hervortreten als beispielsweise bei Leberzellen. Wenn das Kernkörperchen recht groß ist, ist meistens auch schon Kernblähung festzustellen. Das Protoplasma der Zellen ist von feinschaumigem Bau und enthält oftmals Leukocyten oder Chromatinklümpchen in seinem Innern eingeschlossen. Riesenzellen mit 2—3 Kernen sind zahlreich, Riesenzellen mit mehr Kernen selten vorhanden. Meistens liegen die Kerne derselben unregelmäßig im Protoplasma verteilt, zuweilen läßt sich jedoch eine Kernanhäufung an einem Pol feststellen. Neben regelmäßiger mitotischer Zellteilung finden sich häufig die bekannten pathologischen Kernteilungsfiguren.

Das Bindegewebe, das Gerüstwerk des Tumors, macht etwa die Hälfte der Gesamtgeschwulst aus. Es besteht fast stets aus locker miteinander verbundenen, feinen, zellarmen, nur selten aus derberen, zellreicheren Fasern und zeigt vielfach eine netzartige Struktur. Seine Zellen sind langgestreckt oder spindelförmig, die Kerne stäbchenförmig oder oval. Größere Gefäße sind nur wenig, dafür aber zahlreiche, prall gefüllte Capillaren vorhanden. In Lücken zwischen den Bindegewebsfasern finden sich vielfach Ansammlungen von Lymphocyten, denen sich polymorphkernige Leukocyten und Erythrocyten hinzugesellt haben, weit seltener kleine Anhäufungen roter Blutkörperchen.

Von Besonderheiten, welche die Geschwulst in den einzelnen Organen kennzeichnen, wäre zu erwähnen:

Die Gekrösgeschwulst zeigt namentlich den drüsenartigen Aufbau und die Polymorphie der Zellen am deutlichsten ausgeprägt. In dem reichlich vorhandenen Bindegewebe läßt sich die oben erwähnte kleinzellige Infiltration des Stromas oftmals beobachten. Stellenweise deutet jedoch die follikelartige Anordnung der Lymphocyten darauf hin, daß es sich hier um Reste von befallenen Lymphknoten handelt. Die Lebertumoren besitzen — oftmals recht regelmäßig rundliche — relativ kleine Hohlräume. Im Stroma finden sich zahlreiche, kleine Überreste des Leberparenchyms. Im benachbarten Leberparenchym findet sich eine erhebliche Blutstauung, welche die fettige Infiltration und Degeneration der an die Tumoren angrenzenden Leberzellen mit verursacht hat. Die Milzmetastasen besitzen — im Gegensatz zu allen anderen Tumorgebilden — nur ganz kleine Lumina. Vielfach fehlen diese sogar gänzlich, und es sind nur schmale, durch spärliches Bindegewebe getrennte Epithelzellenreihen vorhanden. Die Lungen- und

Zwerchfellknötchen zeigen recht große Hohlräume und besitzen nur sehr wenig Bindegewebe.

Fassen wir den histologischen Befund nunmehr zusammen, so ergibt sich, daß es sich bei diesen Tumoren um Carcinome handelt, die jedoch auf Grund der Eigenart der Anordnung der Epithelzellen als Adenocarcinome aufgefaßt werden müssen. Stellenweise (besonders in der Milz) liegt jedoch der Charakter des Carcinoma solidum vor (die gelegentlich beobachteten, fast spindelförmigen Zellen, die auch durch ihre reihenförmige Anordnung an ein Sarkom hatten denken lassen, konnten ebenfalls als Epithelzellen festgestellt werden). In die drüsenähnlichen Hohlräume hat eine Desquamation von Epithelien und Zuwanderung von Leukocyten stattgefunden, die dort teilweise zugrunde gehen. Auch an anderen Stellen zeigen die Tumorzellen mannigfaltige Degenerationserscheinungen; die Grundform der Epithelien ist jedoch offenbar eine länglich prismatische; es handelt sich also um Zylinderepithel. In dem reichlich vorhandenen, bindegewebigen Stroma finden sich Ödeme, leukocytäre und lymphocytäre Infiltrationen, gelegentlich auch Hämorrhagien. Bemerkenswert ist noch vor allem, daß in der Gekrösgeschwulst Reste von lymphatischem Gewebe festgestellt werden konnten.

Die Größe des Mesenterialtumors macht es wahrscheinlich, daß diese Neubildung den primären Tumor darstellt, während die zahlreichen Leberherde, ebenso wie die in der Milz und Lunge und auf dem Zwerchfell gefundenen Knötchen auf hämatogenen Wege sekundär entstanden sein werden.

Zunächst ist es offenbar zu einer Abschwemmung von Tumorzellen durch eine Darmvene in die Pfortader und damit in die Leber gekommen. Degenerationen in den so in der Leber entstandenen Tumoren gaben die Möglichkeit zur Weiterverbreitung in andere Organe (Milz und Lunge). Der Ursprung der am Zwerchfellüberzug sitzenden Geschwulstknötchen dagegen dürfte in einer einfachen mechanischen Ablösung von Zellen der Lebertumoren durch die Reibebewegungen des Zwerchfells zu sehen sein.

Aus den im Anfang meiner Arbeit angeführten Beobachtungen von Tumoren bei der Katze geht wohl hervor, daß Carcinome bei Katzen durchaus nicht so selten sind, wie manchmal angenommen wird, sondern im Gegenteil sogar recht häufig vorzukommen scheinen. Muß man doch — wenn man die Zahl der bei der Katze und bei anderen Haustieren beobachteten Carcinome miteinander vergleichen will — vor allem berücksichtigen, daß Tierärzte im allgemeinen wohl nur selten zur Untersuchung von Katzen Gelegenheit haben.

Die bekannten statistischen Untersuchungen *Stickers* (1902) haben denn auch ergeben, daß — prozentual berechnet — Carcinome bei der Katze etwa ebenso oft wie beim Hund, aber weit häufiger als bei allen anderen Haustieren beobachtet worden sind — eine Tatsache, die wegen der Fleischfressernatur der Katze auch nicht wundernehmen darf.

Literaturverzeichnis.

Alexander, E. (1911), Neubildung im Uterus und Pyometra bei einer Katze. Berlin. tierärztl. Wochenschr. 1911, S. 345—347. — *Anger* und *Roquet* (1908), Un cas de cancer primitif bilatéral des reins chez un chat. Journ. de méd. vét. **59**, 6—10. — *Antoine, E.-H.* (1907), Contribution à l'étude du cancer chez le chat. Thèse inaug. de Paris, 75 Seiten. — *Ball, V.* (1907), Polyadénome bronchique annulaire. Journ. de méd. vét. **58**, 71—77. — *Ball, V.* (1913), Sarcome à myéloplaxes d'un doigt. Ebenda **64**, 645—646. — *Ball, V.* (1913), Dermatomyome chez un chat. Ebenda **64**, 409—410. — *Ball, V.* und *M. Roquet* (1911), Cancer de la queue du pancréas. Journ. de méd. vét. **62**, 477—483. — *Bashford* und *Murray* (1904), List of specimens of malignant new growths examined of the central laboratory of the cancer research fund during the year 1903. Scientif. rep. on the investigations of the cancer research fund. Bd. 1, S. 35—36. — *Borst, M.* (1902), Die Lehre von den Geschwülsten. Bd. 1 und 2. Verlag Bergmann, Wiesbaden. — *Boucek, Z.* (1906), Mitteilungen über 35 histologisch untersuchte Tiergeschwülste. Arch. f. wiss. u. prakt. Tierheilk. **32**, 585—600. — *Bürgi, O.* (1920), Über Augengeschwülste. Schweiz. Arch. f. Tierheilk. **62**, 489—505. — *Cadéac* (1899), Sarcome ossifiant de la bouche du chat. Journ. de méd. vét. **50**, 405—406. — *Cadéac* (1909), Sarcome du pylore chez une chatte atteinte de dithyridiose. Journ. de méd. vét. **60**, 478—482. — *Cadiot* (1891), Sarcome généralisé chez le chat. Bull. de la soc. centr. de méd. vét. **45**, 226—227. — *Cadiot, P.-J.* (1899), Pseudo-cancroïde de la lèvre. In *P.-J. Cadiot* (1899), Etudes de pathologie et de clinique. S. 384—386. Paris. — *Cadiot, P.-J., Gilbert* und *Roger* (1899), Les tumeurs malignes chez les animaux. In *P.-J. Cadiot* (1899), Etudes de pathologie et de clinique. 582—600. Paris. — *Casper, M.* (1896), Geschwülste der Tiere. 1. und 2. Teil. Lubarsch-Ostertag, Ergebn. d. Pathol. **3**, 692—716 und **3**, 2. Abt., S. 754—813. — *Cinotti* (1905), Peritelioma all' ascella di un gatto. Il nuovo ercolani 1905, S. 52; zitiert nach *Ravenna* (1910), Contributo allo studio dell' angio-sarcoma negli animali domestici (cane). Clin. vet. **33**, 297—302 und 313—319. — *Clunet, Jean* (1910), Chatte. Epithélioma mammaire métatypique. In *Jean Clunet* (1910), Recherches expérimentales sur les tumeurs malignes. S. 4. Paris. — *Cornil, V.* und *G. Petit* (1905), Quatre nouvelles observations de cancer de la mamelle chez la chienne et la chatte. Obs. III. Epithélioma tubulé glandulaire (carcinome) chez une chatte. Bull. et mém. de la soc. anat. de Paris **80**, 140—141. — *Cornil, V.* und *G. Petit* (1905), Sarcomes de la mamelle chez la chienne et la chatte. Obs. III. Sarcome à cellules fusiformes de la mamelle (chatte). Ebenda **80**, 315—317. — *Cornil, V.* und *G. Petit* (1906), Epithéliome à cellules cylindriques de la mamelle, généralisé au poumon et au foie chez une chatte. Ebenda **81**, 208—211. — *Csokor* (1884), Primäres Medullarcarcinom im Mittelfell einer Katze. Oesterr. Vierteljahrsschr. f. wiss. Veterinärk. **62**, 26. — *Ducorneau, M.* (1899), Cornée cutanée chez un chat. Rev. de vét. **24**, 724—726. — *Eve, H.* (1906), An interesting papillom in the fauces of a kitten. Veterinary journ. **62**, 369—370. — *Ewald, O.* (1919), Ein Fall von primärem Halssarkom mit Metastasenbildung in Lungen und Nieren bei der Katze. Zeitschr. f. Krebsforsch. **16**, 274—278. — *Fadyean, J. M.* (1890), The occurence of tumours in the domesticated animals. Tumour V. Carcinoma of a cat's tongue. Journ. of comp. pathol. a. therapeut. **3**, 41—42. — *Fadyean,* nebst einer Zusammenstellung der Literatur über die Tumoren der Katze.

J. M. (1899), The occurence of cancer in the lower animals. Journ. of comp. pathol. a. therapeut. **12**, 137—142. — *Field, E.* (1904), Journ. of the Americ. med. assoc. 1904, S. 983; zitiert nach *W. Roger Williams* (1908), The natural history of cancer. S. 98—99. London. — *Fölger, A. F.* (1917), Geschwülste bei Tieren. Lubarsch-Ostertag, Ergebn. d. Pathol. **18**, 2. Abt., S. 372—676. — *Fuchs, Ferdinand* (1888), Primärer Zylinderepithelkrebs der Lunge bei einer Katze. In *F. Fuchs* (1888), Beiträge zur Kenntnis der primären Geschwulstbildungen in der Lunge. S. 9—13. Inaug.-Diss. München. — *Goldberg, S. A.* (1920/1921), The occurence of epithelial tumors in the domesticated animals. Fall 14. Journ. of the Americ. vet. med. assoc. **58**, 61. — *Harger, S. J.* (1908), Twelwe cases of tumours. Vet. journ. **64**, 82—84. — *Hobday* (1905), Specimens of carcinoma in the throat of the dog and the cat. Vet. journ. **61**, 42—43. — *Joest, E.* (1913), Ein Cystadenoma hepatis malignum bei der Katze mit Dissimination auf dem Peritoneum. Ber. üb. d. kgl. tierärztl. Hochschule zu Dresden für das Jahr 1913. Neue Folge **8**, 99. — *Joest, E.* (1916), Über eine zugleich mit multiplen Gallengangskystadenomen, einem Leberzelladenom und multiplen Cavernomen behaftete Katzenleber. Ebenda **10/11**, 145. — *Joest, E.* (1919), Spezielle pathologische Anatomie der Haustiere. 1. Aufl. Bd. 1, S. 673 und 674. Verlag R. Schoetz, Berlin. — *Kitt, Th.* (1900), Carcinomatose des Eierstocks mit Metastasen bei einer Katze. Monatshefte f. prakt. Tierheilk. **11**, 306—310. — *Kitt, Th.* (1900), Lehrbuch der pathologischen Anatomie der Haustiere. 2. Aufl. Bd. 1, S. 565. Verlag F. Enke, Stuttgart. — *Künstler* (1904), Gaz. hebdom. des soc. méd. de Bordeaux; zitiert nach *E.-H. Antoine* (1907), Contribution à l'étude du cancer chez le chat. S. 67. Thèse inaug. de Paris. — *Leblanc, C.* (1863), Des tumeurs épithéliales chez les animaux domestiques, et en particulier du cancroïde des lèvres chez le cheval et le chat. Recueil de méd. vét. **40**, 737—750. — *Leipziger* (1910), Sarcomatosis bei einer Katze. Zeitschr. f. Veterinärk. **13**, 380—381. — *Lewin, C.* (1908), Experimentelle Beiträge zur Morphologie und Biologie bösartiger Geschwülste bei Ratten und Mäusen. Zeitschr. f. Krebsforsch. **6**, 267—314. — *Leyden, E. v.* (1904), Untersuchungen über Mammacarcinom bei einer Katze. Zeitschr. f. klin. Med. **52**, 409—421. — *Liénaux, E.* (1900), Epulis du chat; deux cas d'épithéliomes adamantins. Ann. de méd. vét. **49**, 18—20. — *Meier, Gustav* (1923), Über ein Carcinom beim Rothirsch nebst Bemerkungen über das Vorkommen von Krebsen bei den Haustieren und den wild lebenden Säugetieren. Inaug-Diss. Berlin. 43 Seiten. — *Mensa, A.* (1914), Sui papillomi del condotto uditivo nel gatto. Il moderno zooiatro. **24**, 982; zitiert nach Ellenberger-Schütz Jahresber. f. 1914, **34**, 74. — *Mulvey* (1906), Melanose bei der Katze. Vet. record S. 614; zitiert nach Ellenberger-Schütz Jahresber. f. 1906, **26**, 117. — *Murray* (1908), Malignant new growths from domesticated mammals. Third scientif. report on the investigations of the cancer research fund. S. 43—44; zitiert nach *A. F. Fölger* (1917), Geschwülste bei Tieren. Lubarsch-Ostertag, Ergebn. d. Pathol. **18**, 2. Abt., S. 372—676. — *Petit, G.* (1901), Sarcome des reins chez une chatte. Bull. de la soc. centr. de méd. vét. **55**, 312. — *Petit, G.*, (1902), Cancer quotidien du chat. Ebenda **56**, 650. — *Petit, G.* (1902), Généralisation du cancer de la mamelle chez la chienne et la chatte. Ebenda **56**, 234—236. — *Petit, G.* (1902), Cancer primitif du foie généralisé au poumon, avec coexistence d'un cancer intestinal de variété anatomique différente chez le chat. Recueil de méd. vét. **79**, 743. — *Petit, G.* (1902), Myomes utérines chez une chatte. Bull. et mém. de la soc. anat. de Paris **77**, 390. — *Petit, G.* (1903), Enorme fibrome de la patte chez un chat. Ebenda **78**, 418. — *Petit, G.* (1903), Sarcome de la vulve chez une chatte. Ebenda **78**, 288. — *Petit, G.* (1904), Curieuse observation de généralisation d'un cancer du foie chez un chat. Ebenda **79**, 34—35. — *Petit, G.* (1908), Coexistence de plusieurs tumeurs chez le chat. Ebenda **83**, 86. — *Petit, G.*

(1908), Lymphadénome de l'intestin chez le chat. Ebenda **83**, 494. — *Petit, G.* (1909), Volumineuse tumeur myxo-sarcomateuse, thoraco-abdominale. Ebenda **84**, 673—674. — *Petit, G.* (1910), Généralités sur les tumeurs malignes des animaux domestiques. Recueil de méd. vét. **87**, 633—644. — *Petit, G.* und *Breton* (1902), Sarcome du globe oculaire chez un chat. Bull. de la soc. centr. de méd. vét. **56**, 38. — *Petit, G.* und *Finzi* (1910), Premières recherches sur le sérum d'une chatte atteinte de cancer de la mamelle. Bull. de l'assoc. franç. pour l'étude du cancer **3**, 305—308. — *Petit, G.* und *R. Germain* (1910), Des adénomes biliaires et de leur transformation cancereuse chez les carnivores domestiques. B. obs. II. Ebenda **3**, 315—316. — *Petit, G.* und *R. Germain* (1911), Tumeur mixte para-rénale (ou rétro-péritonéale) chez un chat (Myxo-sarcome). Bull. de la soc. centr. de méd. vét. **65**, 373—378. — *Petit, G.* und *R. Germain* (1912), Quelques cas intéressants de fibro-adénomes massifs ou kystiques de la mamelle chez les carnivores domestiques. Bull. de l'assoc. franç. pour l'étude du cancer, S. 104; zitiert nach *A. F. Fölger* (1917), Geschwülste bei Tieren. Lubarsch-Ostertag, Ergebn. d. Pathol. **18**, 2. Abt., S. 565. — *Richard* (1910), Fibro-myome kystique de la corne utérine gauche chez une chatte. Laparotomie, hystérectomie abdominale subtotale. Guérison. Bull. de la soc. centr. de méd. vét. **64**, 163—167. — *Ridler, H.* und *F. Hobday* (1905), Some clinical notes on canine and feline surgerie. (A case of polypus in the nostril.) Vet. journ. **61**, 334. — *Ronoaglio, G.* (1911), Contributo clinico ed anatomo-patologico alla conoscenza dei sarcomi primitivi del polmone. Clin. veterinaria **34**, 673—688. — *Sabrazès* und *Antoine* (1907), Epithélioma dendritique et carcinome de la mamelle chez une chatte. In *E.-H. Antoine* (1907), Contribution à l'étude du cancer chez le chat. S. 49—54. Thèse inaug. de Paris. — *Sabrazès, Boudeaux, Antoine* (1907), Cancer mélanique de la mamelle chez un chat. Ebenda S. 44—49. — *Sabrazès, Muratet* und *Antoine* (1907), Epithélioma mélanique polymorphe de la conjonctive palpébrale chez un chat. Ebenda S. 54—64. — *Schindelka, H.* (1892), Lymphangiome bei einer Katze. Oesterr. Zeitschr. f. Veterinärk. **4**, 139—143. — *Spencer, W. G.* (1890), Carcinoma of all the mammary glands of a cat. Transact. of the pathol. soc. of London **41**, 400. — *Steensland, H. S.* (1906), Neuroma embryonale of the choroidplexus of the cat. Journ. of exp. med. **8**, Nr. 1; zitiert nach Zeitschr. f. Krebsforsch. **6**, 616. 1908. — *Sticker, A.* (1902), Über den Krebs der Tiere, insbesondere über die Empfänglichkeit der verschiedenen Haustierarten und über die Unterschiede des Tier- und Menschenkrebses. Arch. f. klin. Chirurg. **65**, 616—696 und 1023—1087. — *Stroud, E. L.* (1905), Inoperable sarcoma of the pelvis and ovaries of a cat. Vet. journ. **61**, 317. — *Teutschländer, O.* (1920), Beiträge zur vergleichenden Onkologie mit Berücksichtigung der Identitätsfrage. Zeitschr. f. Krebsforsch. **17**, 285—407. — *Vallillo, G.* (1909), Sarcoma primitivo dei reni in un gatto. Clin. veterinaria **32**, 49—52. — *Volkmann* (1908), Sarkom am Ileum einer Katze. Wochenschr. f. Tierheilk. **52**, 840—841. — *Wagner, Hans* (1912), Ein interessanter Fall von Adenoma papilliferum im Euter der Ziege. Inaug.-Diss. Gießen. 55 Seiten. — *Williams, W. Roger* (1908), The natural history of cancer. S. 98—99. London. — *Wolff, Jacob* (1913), Die Lehre von der Krebskrankheit von den ältesten Zeiten bis zur Gegenwart. 3. Teil, 1. Abt., S. 253 bis 255. Verlag G. Fischer, Jena. — *Wooldridge, G. H.* (1912), An enormous chondroma of the right forelimb of a cat. Vet. journ. **68**, 227—228. — *Wooldridge, G. H.* (1913), Carcinoma of the oesophagus of a cat. Vet. journ. **69**, 38—39. — *Zietzschmann, H.* (1901), Ein Fall von Fibroadenoma pericanaliculare im Euter der Katze. Ber. über das Veterinärwesen im Königreich Sachsen f. d. Jahr 1901 **46**, 198—200.

(Aus der Hauptsammelstelle der städtischen Fleischvernichtungsanstalt Berlin unter Leitung und Verwaltung von Obertierarzt Dr. *Max Schmey*.)

Der Fettgehalt des Knorpels unserer Haustiere[1]).

Von

Emil Schütte, Joachimsthal,

approb. Tierarzt.

[Referent: Geh. Reg.-Rat Prof. Dr. *Schmaltz.*]

Die spärlichen Angaben in der Literatur über den Fettgehalt des Knorpels bei unseren Haustieren lassen vermuten, daß methodische Untersuchungen nach dieser Richtung so gut wie gar nicht gemacht worden sind. Es schien mir daher eine dankenswerte Aufgabe zu sein, zu prüfen, ob und in welcher Form sich Fett in den Knorpeln bei unseren Haustieren vorfindet, etwa analog den Verhältnissen, wie sie bei dem Menschen beobachtet worden sind. Es kam mir dabei darauf an, nachzuweisen, ob sich der Fettgehalt während des Lebens ändert, d. h. ob sich bei jugendlichen Tieren in den Zellen mehr oder weniger Fett vorfindet als bei den älteren Tieren, ob sich Abweichungen bei der Einlagerung des Fettes in den Knorpelzellen zu verschiedenen Lebensaltern feststellen lassen, und schließlich, ob sich alle Knorpel des Körpers in dieser Beziehung gleichmäßig verhalten oder ob unter ganz gleichen Umständen der Fettgehalt der Ohrknorpel ein anderer ist als im Trachealring, und hier wieder anders als im Rippenknorpel usw.

Soweit mir pathologisches Material zugänglich war, zog ich auch dieses in den Kreis meiner Untersuchungen. Durch die Art meiner Tätigkeit lag es nahe, daß ich diese Untersuchungen in erster Reihe beim Rinde ausführte. Ich ging dabei ganz methodisch vor, fing mit meinen Untersuchungen bei Embryonen von verschiedenem Alter an und verfolgte dann mit Berücksichtigung von Geschlecht und Nährzustand die verschiedenen Lebensalter. Entsprechend meiner Aufgabe habe ich von jedem Falle nach Möglichkeit den Brustbein-, Luftröhren-, Rippen- und Ohrknorpel zu meinen Untersuchungen herangezogen.

Die einzige Angabe, die ich in der tierärztlichen Literatur zu dieser Frage gefunden habe, bringt *Ellenberger*; er erwähnt, daß die Knorpelzellen im Innern im jugendlichen Zustande Glykogen, im Alter Fett enthalten. Diese Angabe stammt aus dem Jahre 1885. Aber schon vorher erwähnt *Leydig* (1857) ganz allgemein, daß der Inhalt der Knorpelzelle nicht selten ganz oder teilweise aus Fett besteht, was so weit gehen kann, daß stark fetthaltiger Knorpel dem aus Bindegewebe gewordenen Fettgewebe aufs Haar ähnlich sieht. ,,Betrachtet man", sagt *Leydig*, ,,z. B. die Kehlkopfknorpel der Nager (Ratte), so glaubt man nicht Knorpel vor sich zu haben, sondern echtes Fettgewebe; erst genaueres Zusehen belehrt, daß ein Knorpel vorliege, dessen Zellen fast durch keine Zwischensubstanz geschieden

---

[1]) Die ungekürzte Dissertation mit den Abbildungen befindet sich in der Bibliothek der Tierärztlichen Hochschule zu Berlin.

und prall mit Fett erfüllt sind." — *Cohnheim* schreibt 1882, daß man in den Knorpelzellen kleiner Kinder, die sich im stärksten Wachstum befinden, gewöhnlich etliche große Fetttropfen antrifft, die sich in nichts von denen unterscheiden, welche die Knorpelzellen derselben Gegend bei alten Leuten erfüllen. Wo Fett vorkommt, handelt es sich immer um eine Mischung der 3 Glyceride Tripalmitin, Tristearin und Triolein. — *Toldt* schreibt 1888, daß man im Innern der Knorpelzelle sehr häufig, bei älteren Individuen sogar ganz konstant einen größeren oder kleineren, meist gelb gefärbten Fetttropfen findet, während man bei Embryonen und Kindern in den ersten Lebensjahren niemals fetthaltige Knorpelzellen vorfände. — *Altmann* (1890) und seine Schüler glauben ein corpusculäres Eintreten des Fettes in die Zellen ausschließen zu dürfen, da solche corpusculären Fettelemente außerhalb und neben den Zellen nicht zu finden wären. Deshalb nehmen sie an, daß das Fett überall in gelöster Spaltungsform in die Zellen hineintritt. — *Stöhr* (1892) beschränkt sich auf die kurze Mitteilung, daß Knorpelzellen erwachsener Personen nicht selten Fetttröpfchen enthalten. — *Renaut* (1893) gibt an, daß das Glykogen im hyalinen Knorpel im vorgerückten Alter dem Fette allmählich Platz macht; es bildet sich dabei zwischen dem Glykogen und Fette eine Zwischensubstanz, die eine besonders starke Affinität zum Eosin hat. — 1895 hat *Starke* das Fett in den Knorpelzellen mit Osmiumsäure gefärbt; aus dem Verhalten dieser Fetttropfen einerseits zum Alkohol, andererseits zur Osmiumsäure schließt er gleichzeitig auf die Natur der Fette. Das Olein hat die Fähigkeit, Osmiumsäure, wenn ihr verdünnter Alkohol nachfolgt, nicht nur zu fixieren, sondern auch zu reduzieren (daher Schwarzfärbung). Diese schwarzgefärbten Fette verlieren dann die Fähigkeit, sich in absolutem Alkohol aufzulösen; gelöst werden durch nachfolgenden Alkohol die anderen Glyceride. So kommt es, daß die Fetttropfen im Knorpel, deren peripherer Teil durch Olein gebildet wird, bei Behandlung mit absolutem Alkohol Ringform oder Kapuzenform zeigen.

Über die Art und Weise, wie das Fett den Zellen zugeführt wird, und über die spezifischen Eigenschaften des Knorpelfettes, auf die ich noch zurückkommen will, liegen eine große Reihe von Untersuchungen vor. In eingehender Weise beschäftigten sich in den Jahren 1896—99 *Henriot, Beneke, Unger, Lindemann, Wentscher* und vor allem auch *Schmaus* mit allen diesen Fragen, ohne auf die Form der Einlagerung des Fettes in den Zellen selbst Rücksicht zu nehmen.

Spezielle Feststellungen nach diesen Richtungen sind in sorgsamster Weise im Jahre 1900 von *Sacerdotti* gemacht worden.

Er untersuchte alle Knorpelvarietäten bei der Taube, der Maus, beim Meerschweinchen, Hund und Menschen; besonders zog er das Kaninchen und den Menschen in Betracht.

Im Rippenknorpel beim neugeborenen Kaninchen fand er in den dem Perichondrium zunächst gelegenen Knorpelzellen einen oder zwei ganz kleine Fetttröpfchen, wohingegen in keiner der zentral gelegenen Zellen Fett vorkommt. Bei etwas älteren Kaninchen sah er, daß auch die fern vom Perichondrium liegenden Zellen allmählich Fett in sich anhäufen, und beim 15 Tage alten Kaninchen enthielten schon alle Zellen ein Fetttröpfchen. In den peripherischen Zellen bleibt dieses Fetttröpfchen ganz klein, in den zentralen wird es allmählich größer. Beim 3—10 Monate alten Kaninchen ist in den ganz zentral gelegenen Zellen das Fetttröpfchen so groß, daß es fast den ganzen Zellkörper einnimmt. Bei 18—20 Monate alten Kaninchen ist der Fetttropfen in der sog. Zwischenzone, d. i. derjenigen, deren Grundsubstanz reichlich mit Kalksalzen infiltriert ist, größer als der in den zentralen Zellen bei 12—14 Monate alten Kaninchen.

Am Ohr des neugeborenen Kaninchen weisen einige an der äußeren Grenze der präcartilaginösen Gewebe gelegenen Zellen ganz kleine Fetttröpfchen auf.

Je mehr dieses Gewebe mit dem Vorrücken des Alters die Merkmale des Knorpels annimmt, desto größer wird die Zahl der Fett enthaltenden Zellen. Beim 15 Tage alten Kaninchen enthalten nur die zentralen Zellen Fett. Die in Teilung begriffenen Zellen enthalten ebenfalls Fett. Mit dem Wachstum des Tieres nehmen die Fetttröpfchen an Größe zu. Beim ausgewachsenen Kaninchen sind wie im Rippenknorpel so auch im Ohrknorpel die im innersten Teil der Knorpelplatte gelegenen Zellen durch einen großen Fetttropfen ausgedehnt, der gewöhnlich größer ist, als der in den Zellen des hyalinen Knorpels befindliche; neben dem großen Tropfen kommen fast immer noch einige viel kleinere Fetttröpfchen vor, was bei dem Rippenknorpel nie der Fall ist.

In den Zellen des elastischen Epiglottisknorpels finden sich zahlreiche (7—8) Fetttröpfchen, die fast alle gleich groß und kleiner als der Kern sind.

Im Faserknorpel der Zwischenwirbel- und Zwischengelenkscheiben findet sich weniger reichlich Fett; die Zellen enthalten neben dem Kern ein oder zwei kleine Fetttröpfchen. Im Gelenkknorpel findet man in den Zellen der oberflächlichen Schichten je 3—4 und mehr Fetttröpfchen, in den tieferen Schichten nur eins oder zwei.

In den Knorpeln von Mus musculus, Mus decumanus albinus und Cavia porcellus werden große Mengen Fett angetroffen.

Bei Hund, Schaf und Taube tritt das Fett in geringer Menge auf. In den Rippenknorpeln des Hundes finden sich kleine, aber zahlreiche Fetttröpfchen. Beim Schaf sind die Fetttröpfchen noch kleiner; sie füllen die ganze Zelle aus, wobei der Kern in der Mitte verbleibt.

Im Ohrknorpel des Hundes ist das Fett auf wenige ganz kleine Fetttröpfchen reduziert, dagegen weisen die zentralen Zellen im Schafohrknorpel gar kein Fett auf, und die oberflächlichen Zellen ein dem Kern an Größe fast gleichkommendes Fetttröpfchen.

Beim Menschen hat *Sacerdotti* die Knorpel eines $5^1/_2$ Monate alten Foetus und die von Neugeborenen von 3,7 und 10 Tage, 3 und 7 Monate, 1, 10, 20, 45, 70 und 75 Jahre alten Individuen untersucht.

Beim $5^1/_2$ Monate alten Foetus weisen die Zellen sowohl der Rippen als der Ohrknorpel Fetttröpfchen auf, und zwar enthalten außer den permanenten auch die provisorischen, welche durch Knochen ersetzt werden, Fett, und zwar enthalten hier die zentralen Zellen die größten Fetttröpfchen. Mit zunehmendem Alter nehmen sie an Größe zu. Beim 45 Jahre alten Menschen haben die Zellen in den peripherischen Schichten gleich große Fetttröpfchen wie beim 25 Jahre alten, aber die Zellen der zentralen Schichten haben z. T. kleine Tröpfchen und viele enthalten zu kleinen Körnchen reduziertes Fett. Hier finden sich ferner Zellen, deren Fetttropfen sich bei der Einwirkung der Osmiumsäure nur an der Peripherie schwarz färben. Bei 70—75 Jahre alten Individuen finden sich nur in 2 oder 3 peripherischen Schichten Zellen mit großen, sich gleichmäßig schwarz färbenden Fetttropfen; alle anderen, meistens kleineren Fetttropfen färben sich im zentralen Teil nicht mit Osmiumsäure, einige weisen nur eine dünne, schwarz gefärbte Hülle auf, andere zeigen Hohlräume und in diesen wieder gefärbte Tröpfchen, so daß bizarre Figuren entstehen. Wie bereits weiter oben angedeutet, gibt *Starke* eine durchaus verständliche und einleuchtende Erklärung für das Auftreten der „bizarren" Färbefiguren, eine Erklärung, der sich *Schmaus* vollinhaltlich anschließt.

Die Gelenkknorpel enthalten ebenfalls Fett, und zwar enthalten die Zellen der oberflächlichen Schichten eine größere Anzahl.

Auch die Faserknorpel der Zwischenwirbelscheiben enthalten Fett, beim völlig ausgewachsenen Menschen sind die Fetttröpfchen fast alle sehr klein.

Es scheint also, daß das Fett einen normalen, konstanten Bestandteil der Knorpelzelle bildet und daß es von der Zelle mit dem Fortschreiten ihres

Wachstums allmählich aufgespeichert wird. Das ist keine Alterserscheinung, im Alter tritt vielmehr Resorption (Zerfall in feine Körnchen, Verseifung) in den Fetttröpfchen der Knorpelzellen auf.

Sacerdotti beschäftigte sich weiter mit der Wirkung der Inanition, dem Einfluß der lokalen Ernährungsverhältnisse auf das Knorpelfett und macht bei seinen Untersuchungen interessante Feststellungen, auf die ich noch zurückkommen will. Kurz anführen will ich zunächst nur die Schlußfolgerungen, zu denen *Sacerdotti* gekommen ist:

1. Das in den Knorpelgeweben enthaltene Fett stellt eine normale und konstante Substanz dar.
2. Das Fett häuft sich in diesen Zellen allmählich an, nimmt mit dem physiologischen Wachstum der Zellen zu und mit deren Regression ab.
3. Eine schnellere Fettaufspeicherung läßt sich nur herbeiführen, wenn es gelingt, das Wachstum der Knorpelzellen zu beschleunigen, wie bei jungen Kaninchen durch die neuroparalytische Hyperämie bewirkt werden kann.
4. Während der Inanition nimmt das Knorpelfett auch in Fällen, in denen die Abmagerung den höchsten Grad erreicht hat, nicht ab.
5. Nur wenn die Ernährung der Knorpelzelle eine tiefe Veränderung erfahren hat, verringert sich ihr Fettinhalt.

Diese Untersuchungen von *Sacerdotti* waren für mich die Anregung, die entsprechenden Untersuchungen, vom histologischen Standpunkt betrachtet, in der eingangs erwähnten Richtung auszuführen.

Es kommt bei meinen Untersuchungen hauptsächlich Material von geschlachteten Tieren in Frage; Stücke der zu untersuchenden Knorpel wurden, soweit sie nicht sofort verarbeitet werden konnten, in 5 proz. Formalinlösung aufbewahrt, sodann mit dem Gefriermikrotom geschnitten und nach Vorfärbung mit Hämalaun mit Sudan III gefärbt. Von einer Osmiumfärbung mußte ich absehen (obwohl es wünschenswert gewesen wäre, den gleichen Untersuchungsgang einzuhalten wie *Sacerdotti*), weil das Material unerschwinglich teuer geworden wäre und weil Sudan III in jeder Weise ausgezeichnete Fettbilder liefert.

Ich habe zunächst, der allgemeinen Sudanfärbemethode folgend, die mit Hämalaun vorgefärbten Präparate nur einige Minuten mit Sudan gefärbt, bin aber dann, einer Angabe von *Schmaus* folgend, dazu übergegangen, die Methode zu modifizieren. Die in Formol fixierten Stückchen wurden nach der Vorfärbung *mehrere Stunden* mit Sudan gefärbt und eine kurze Zeit (1—2 Minuten) mit 70 proz. Alkohol ausgewaschen. Die Differenzierung erfolgt an in Formol fixierten Präparaten sehr rasch und ist in der angegebenen Zeit vollkommen vollendet.

Die von mir untersuchten Fälle, 6 Rinderembryonen, 6 Kälber, 4 Jungrinder und 16 erwachsene Rinder, 2 Schafe, 3 Schweine, 3 Pferde und 1 Hund, habe ich mit ihren Untersuchungsergebnissen in einer hier nicht beizugebenden Tabelle zur bequemeren Übersicht zusammengestellt, und zwar sind für jeden Knorpel 3 Zellen dargestellt, von denen die mittlere die zentrale Zone, die beiden seitlichen die peripheren Zellen bezeichnen sollen. In diese Zellen ist das Fett in der Menge und der Gestalt unter Berücksichtigung der Lage zum Kern rot eingezeichnet. Ferner füge ich noch jeder Spalte Plus- und Minuszeichen in einer oberen und unteren Reihe bei: „—" bedeutet „fettlos", „+" bedeutet „fetthaltig"; aus der Kombination dieser beiden Zeichen soll auf den Fettgehalt selbst bezüglich seiner Menge hingewiesen werden. Die obere Reihe der Plus-Minuszeichen zeigt den Fettgehalt der peripheren, die untere den der zentralen Zone an.

Die Tabelle zeigt, daß bei den *Embryonen* 2 mal der Knorpel der Scapula, 1 mal der des Sternum, 2 mal die Trachea, 2 mal die Rippe und 5 mal das Ohr untersucht worden ist. Wir sehen daraus weiter, daß der Fettgehalt, ganz allgemein gesprochen, bei den Rinderembryonen außerordentlich gering ist. Wir finden niemals in den peripheren Zellen Fett eingelagert, nur mäßige Mengen in dem Zentrum. Es tritt hier in Form von mittelgroßen Tröpfchen auf, die in der Regel wandständig sind. Nur in einem Falle liegt der vorhandene Fetttropfen in der Nähe des Kerns.

Bei den *Kälbern* wurde 3 mal der Knorpel der Scapula, 2 mal der des Sternum, 2 mal die Trachea, 1 mal die Rippe und 3 mal das Ohr untersucht. Auch hier dürfen wir sagen, daß bei den jugendlichen Tieren der Fettgehalt nicht sehr groß ist, sicher kaum größer als bei den Embryonen, wenn auch die Anordnung eine etwas abweichende ist. Wir finden nämlich hier, daß neben den zentralen Zellen auch die peripheren Fettträgerinnen sein können. Das Fett tritt in feinsten Tröpfchen auf, die besonders in den zentralen Zellen zahlreicher sind, ohne den Zelleib direkt auszufüllen. Es war dies ganz besonders bei einem der 14 Tage alten Kälber der Fall. Ein gleichaltriges Kalb wies im Gegensatze dazu in dem gleichen Knorpel (Scapula) kein Fett auf. Überhaupt treffen wir in dieser Kategorie öfter auf Tiere, deren Knorpelzellen überhaupt fettfrei sind.

Nicht wesentlich anders stehen in dieser Beziehung die *Jungrinder* da, bei denen 3 mal das Sternum, 2 mal die Trachea, 2 mal das Ohr und ein *Santorini*scher Knorpel untersucht wurde. Wenn wir von dem *Santorini*schen Knorpel absehen, so waren die peripheren Zellen immer fettfrei. Fetthaltig in erheblicherem Grade, wenn auch nicht bedeutend, waren die zentralen Zellen nur beim *Santorini*schen Knorpel. In allen anderen Fällen trat, wenn überhaupt, nur andeutungsweise Fett auf.

Bei den *erwachsenen Rindern* endlich, von denen 3 mal der Schulterblattknorpel, 15 mal der Sternalknorpel, 14 mal der Trachealknorpel, 4 mal die Rippe und 13 mal der Ohrknorpel untersucht wurde, ist das Bild ein durchaus wechselvolles. Übereinstimmend kann man nur sagen, daß in fast allen Fällen, wo ein Knorpel stark fetthaltig war, auch die übrigen Zellen sehr reich mit Fett versehen waren. Aber auch davon gibt es Ausnahmen, wie wir dies bei dem ersten 6 jährigen Rinde sehen, ebenso bei dem 12 jährigen Tiere. Andererseits treffen wir einen Knorpel stark fetthaltig an, ohne daß die übrigen Knorpel die gleiche Eigenschaft zeigen (9jähriges Rind). Eine bestimmte Regel darüber, ob mit zunehmendem Alter der Fettgehalt größer wird, läßt sich nicht aufstellen. Wir sehen nicht nur, daß die jüngeren Tiere weniger Fett haben als die älteren, sondern wir finden auch, daß das Fett bei diesen in größeren Tröpfchen auftritt als bei jenen. Es ist aber immerhin schon auffallend, daß von den beiden 6jährigen Rindern, die ungefähr den gleichen Habitus hatten, das eine Tier fettreiche, das andere fast fettfreie Knorpel hatte. Es überrascht deshalb nicht, daß z. B. das 7jährige Rind in seinen Knorpeln viel Fett aufweist, während das 8jährige und das 16jährige Fett kaum in Spuren erkennen lassen. Auch für die Fettgestalt und die Anordnung zum Kern lassen sich keine allgemein gültigen Regeln aufstellen. Es folgt auf ein Rind von 6 Jahren mit größeren Fetttröpfchen ein 7jähriges mit kleinen, ein 9jähriges mit großen, ein 11-, 12-, 14jähriges mit kleinen usw. Auch die einzelnen Knorpel selbst zeigen keine besondere Vorliebe für die Aufspeicherung von Fett. Man trifft prozentual etwa ebenso oft Fettkörnchen im Sternum wie in der Trachea und im Ohr. Vielleicht nimmt der Fettgehalt im Ohrknorpel bei älteren Tieren etwas ab.

Auf die entsprechenden Darstellungen über den Fettgehalt der verschiedenen Knorpel beim Schwein, Schaf, Pferd und Hund will ich näher nicht eingehen (Fälle Nr. 32—40).

Vergleichen wir nun, was ich beim Rinde feststellen konnte, mit dem, was *Sacerdotti* über die gleiche Materie beim Menschen berichtet, so liegen die Verhältnisse zweifellos bei Mensch und Tier verschieden.

Sacerdotti hebt hervor, daß das im Knorpelgewebe enthaltene Fett eine normale und konstante Substanz darstellt, und daß sich dieses Fett allmählich anhäuft und mit dem physiologischen Wachstum der Zellen zu-, mit deren Regression abnimmt. Er hat weiter festgestellt, daß mit zunehmendem Alter die Fetttröpfchen größer werden und daß schließlich ein großer Fetttropfen häufig den Zelleib so gut wie ganz ausfüllt. Diese Feststellungen gelten zweifellos nicht für das Rind. Es läßt sich keine bestimmte Regel dafür aufstellen, wie ich bereits hervorgehoben habe, daß mit dem physiologischen Wachstum der Fettgehalt zunimmt und daß eine Rückbildung eintritt, wenn die Zellen leiden. Gegen diese Auffassung von *Sacerdotti* sprechen ganz besonders die beiden 6jährigen Rinder, die, gleich schlecht genährt, doch einen durchaus verschiedenen Fettgehalt in ihren Knorpeln erkennen lassen. Wir können auch nicht sagen, daß mit zunehmendem Alter die Fetttröpfchen größer werden, da wir selbst bei älteren Tieren feine Fetttröpfchen angetroffen haben. Nur in einem einzigen Falle, bei dem 15jährigen Pferde, waren die Fetttropfen groß, aber keineswegs so groß, wie wir nach den Abbildungen, die *Sacerdotti* bringt, hätten annehmen müssen (siehe Abb. 5 u. 6). Wir können nicht einmal sagen, daß das Vorkommen von Fett in den Knorpeln ein konstantes ist, denn allzu häufig trafen wir auf Zellen, die völlig fettfrei waren.

Endlich möchte ich noch die Frage streifen, wie das Fett in die Knorpelzellen hineingelangt. Damit haben sich eine große Anzahl von Autoren eingehend beschäftigt.

Henriot gibt an, daß das mit den Nahrungsmitteln aufgenommene Fett, sobald es ins Blut gelangt ist, chemisch verändert und lösbar gemacht wird, verseift wird ohne Zuziehung von Sauerstoff, und zwar, wie es scheint, durch ein im Blutserum befindliches, diastatisches Ferment, das er „Lipase" nannte.

Über die Bildung dieser Seifen hat *Quinke* und nach ihm *Beneke* eingehende Untersuchungen gemacht. *Quinke* hat experimentell außerhalb des Tierkörpers die Verseifung fetter Öle vorgenommen und *Beneke* verfolgte die Bildung der *Quinke*schen Seifen im Fetttropfen in der Resorptionsperiode des Fettes bei Fettembolieprozessen und bestätigt die Richtigkeit der *Quinke*schen Deutung. Die Tätigkeit des Protoplasmas spielt eine Rolle bei dem Bildungsmechanismus des infiltrierten Fettes. Bei Fettatrophie sind die Fettzellen nicht mit großen einfachen, sondern mit zahlreichen kleinen Fetttröpfchen erfüllt.

Unger weist nach, daß durch Spaltung des Eiweißprotoplasmas im Innern der Zellen Fette sowie Milchzucker entstehen.

Einen ähnlichen Standpunkt nimmt *Lindemann* ein, der bei langsamem Tod der Haut beobachtet hat, daß bei Degenerationsprozessen das Fett aus der Teilung des Eiweißmoleküls herstammt.

Am eingehendsten hat wohl *Schmaus* diese Frage behandelt, der im Jahre 1897 Untersuchungen angestellt hat über das Verhalten osmierten Fettes in der Leber bei Phosphorvergiftung und über membranartige Bildung um Fetttropfen. Er weist ganz besonders darauf hin, daß die Art der Färbung (Osmiumsäure oder Sudan) Einfluß auf die Gestalt der Fetttropfen hat.

Sacerdotti endlich steht gleichfalls auf dem Standpunkt, daß den Knorpelzellen gelöstes Fett mit dem Blutplasma zugeht. Das Blutplasma neutralisiert es und speichert es auf. Gleichzeitig verlieren die Knorpelzellen die Eigenschaft, das aufgespeicherte Fett in neutraler Form zu erhalten. Es treten bei entzündeten und degenerierten Knorpeln Zeichen von Zerfall und bei Knorpeln alter Individuen Zeichen von Verseifung auf. Darum verlieren die Knorpelzellen im allgemeinen die Fähigkeit, selbst bei entzündlichen Zuständen oder bei Inanition das Fett wieder abzugeben.

Die Verhältnisse beim Menschen sind also nach dieser Richtung anscheinend völlig geklärt. Bei Tieren, insbesondere beim Rinde, wird diese Frage einer weiteren Bearbeitung bedürfen, einmal, weil wir nicht haben feststellen können, daß der Fettgehalt im Knorpel eine konstante physiologische Erscheinung ist, weil weiter mit zunehmendem Alter der Fettgehalt sicher nicht gleichmäßig zunimmt, und endlich, weil Tiere von ganz gleichem Habitus, gleichem Lebensalter usw. durchaus einen verschiedenen Fettgehalt in ihren Knorpeln zeigen. Es müssen also zweifellos beim Rinde noch Momente mitsprechen, die das Auftreten von Fett in den Knorpeln beeinflussen und die sich bis jetzt unserer Kenntnis entziehen.

(Aus dem Anatomischen Institut der Tierärztlichen Hochschule zu Berlin.)

Die Struktur der Ohrknorpel des Pferdes.

Von

Hans Metz, Bremen,
prakt. Tierarzt.

[Geh. Reg.-Rat Prof. Dr. *Schmaltz*.]

Im Rahmen einer im Anatomischen Institut der Tierärztlichen Hochschule zu Berlin (Geh. Rat Prof. Dr. *Schmaltz*) angestellten Untersuchungsreihe über Mischknorpel habe ich das äußere Ohr des Pferdes untersucht. Die Arbeit wurde durch den Krieg unterbrochen und erst jetzt vollendet.

Untersucht wurden Ohren von Pferden mittelschweren Schlages in allen Altersstufen, vom neugeborenen Fohlen bis zu einem Alter von 22 Jahren. Die Ohren, die zur histologischen Untersuchung dienen sollten, wurden unmittelbar im Anschluß an die Schlachtung vom Tierkörper getrennt und in die Fixierungsflüssigkeit gebracht. Da das Ohr in toto fixiert wurde, erwiesen sich als am besten und wegen ihrer Billigkeit am vorteilhaftesten Kaliumbichromatessigsäure und Formalin, die ausnahmslos sehr gute Ergebnisse lieferten; doch haben sich auch die anderen Methoden bewährt.

Die verschiedenen Altersstufen, die eine besondere Beschreibung erfahren, können deshalb einen größeren Zeitraum umfassen, weil die Veränderungen nur gering sind und erst nach mehreren Jahren wahrnehmbar werden. Bei der Untersuchung wurden immer die sich in ihrer Lage genau entsprechenden Stellen zur vergleichenden Untersuchung herangezogen.

Neugeborenes Fohlen.

Ohrspitze: Auf dem Schnitt fallen die elastischen Fasern am meisten auf. Sie sind sehr derb und bilden ein enges Netz, so dicht, daß die Intercellularsubstanz völlig verschwindet und nur Platz für die Zellen bleibt. Die Faserrichtung liegt in der Hauptsache senkrecht zum Perichondrium oder in einem kleinen Winkel zur Senkrechten. Nur am Muschelrand des Ohrknorpels verlaufen die Fasern auf dem Schnitt allmählich immer mehr bogenförmig parallel zum Muschelrande; sie zeigen starke funktionelle Anpassung, indem sie den Rand, wie die Balken in einer Kuppeldecke, stützen. Die größte Dichtigkeit hat die Netzbildung in der Mitte der Knorpelschicht; die Fasern sind hier auch sehr dick und werden nach dem Perichondrium zu allmählich dünner.

Eine Grenze zwischen Knorpel und Perichondrium ist sehr schwach ausgeprägt. Die Verbindung zwischen beiden ist dafür um so inniger. Die feinsten Ausläufer der elastischen Fasern gehen allmählich in die kollagenen Bindegewebsfasern über. Die Fasern des Perichondrium verlaufen parallel zur Knorpeloberfläche, die Fasern sind zu dichten Bündeln verfilzt und verflochten. Das Perichondrium verläuft glatt, dem Knorpel angepaßt, ist infolgedessen auch ohne besondere Verdickungen.

Die Anordnung der Zellen ist durch den Verlauf der elastischen Fasern bedingt. Sie haben in der Mitte des Knorpels eine runde bis ovale Form; eine sogenannte Kapsel ist nicht wahrnehmbar, wie überhaupt der Knorpel eben nur aus elastischen Fasern und Zellen besteht. In der Nähe des Perichondrium ist die Zahl der Zellen etwas geringer, sie sind hier mehr länglich oval, in der Richtung parallel zum Perichondrium. Sehr schön sieht man an den Knorpelzellen die Zellteilung in allen Stadien. An der Grenze zwischen Knorpel und Perichondrium sind diese Teilungserscheinungen zahlreicher als in der Mitte. Die Kerne der Knorpelzellen entsprechen der Form der Zellen. Sie sind also in der Hauptsache rund. Das Chromatin ist fein verteilt.

Die äußere Haut zeigt den typischen Bau der behaarten Haut. Die Behaarung ist an der Ohrspitze sehr stark. Die Talgdrüsen sind dagegen schwach und spärlich, sehr wenig lappig; an vielen Haaren fehlen sie ganz. Schweißdrüsen, wie auch Ohrenschmalzdrüsen sind nicht festzustellen. Die Blutgefäße liegen in der Grenze zwischen Cutis und Panniculus parallel der Hautoberfläche. Ihre feineren Äste dringen schräg durch die Cutis und verästeln sich bis an die Papillarschicht.

Besonders bemerkenswert sind einzelne Schnitte, die eine Lücke im Knorpel aufweisen, die durch Bindegewebe ausgefüllt wird. Dies sind die bei der Maceration zutage tretenden Löcher im Knorpel.

Ein Schnitt durch die Ohrmuschelspitze trifft naturgemäß den Ohrknorpel und beiderseits Perichondrium und äußere Haut. Beim jungen neugeborenen Fohlen ist die Dicke des Knorpels im Verhältnis zur äußeren Haut wie 1 : 3.

Nach der Mitte der Muschel zu, also dem Grunde näher, nimmt die Dicke des Knorpels allmählich zu. Die Blutgefäße der äußeren Haut sind stärker. Bei etwas spärlicherer Behaarung zeigt sich geringe Zunahme der Größe der Talgdrüsen. Die interne Muschelhaut wird dünner. Etwa 1 cm oberhalb des knorpeligen Gehörganges beginnt das Auftreten von Ohrenschmalzdrüsen in der Innenhaut des Muschelgesäßes, zunächst spärlich, dann immer beträchtlicher. Diese Drüsen zeigen das Bild modifizierter Schweißdrüsen, sie werden aus wenig gewundenen Schläuchen gebildet, die mit kubischen, körnigen Drüsenzellen ausgekleidet sind. Außerdem zeigt sich an der Außenfläche der Drüsenzellen eine Schicht glatter Muskelzellen. Die Knorpelstruktur ist im ganzen Ohrknorpel die gleiche. Nur am Griffelfortsatz des halbringförmigen Knorpels zeigt sich eine Besonderheit insofern, als nach dem äußeren Rande zu die elastischen Fasern, die im Zentrum ein äußerst starkes Gewirr von kreisförmiger Anordnung bilden, sehr fein und spärlich werden.

Der Knorpel kann also, da er fast nur aus Zellen und elastischen Fasern bei kaum erkennbarer Grundsubstanz besteht, als elastischer Zellknorpel bezeichnet werden.

Der Schildknorpel weist dagegen eine eigenartige Anordnung und Beschaffenheit der elastischen Fasern auf, die feiner und dünner sind als am Ohrknorpel. Sie zeigen keine regelmäßige Netzbildung, sind sehr viel geringer, unregelmäßig, besenartig verzweigt, nach dem Rande des Knorpels zu in vereinzelten, verschieden langen, dünnen Strähnchen angeordnet, ohne eine bestimmte Richtung. Die Anordnung der Fasern in der Mitte des Knorpels zeigt ein Bild wie Amöben mit zahlreichen feinen Pseudopodien, die wieder in die der benachbarten übergreifen. Die Versorgung mit elastischen Fasern ist also schwach, besonders nach dem Rande zu, wo die Fasern so spärlich und fein sind, daß man auf den ersten Blick hyalinen Knorpel zu erblicken meint. Die Grundsubstanz des Schildknorpels tritt infolge dieser Anordnung und Beschaffenheit der Fasern stark hervor. Die nicht sehr zahlreichen Zellen sind rund oder elliptisch und größer als am Ohrknorpel; ihre Größe nimmt nach dem Rande des Knorpels zu allmählich ab, sie behalten aber die Kreis- oder Ellipsenform bei und heben sich überall deutlich von der Grundsubstanz ab. Die Kerne in den Zellen sind gekörnt, im Verhältnis zur Zellgröße ziemlich umfangreich; ihre Form ist der Zellform angepaßt. Es finden sich Zellteilungserscheinungen wie am Ohrknorpel. Das Perichondrium ist dick und schließt sich kontinuierlich an das Knorpelgewebe an. Es besteht aus fibrillärem Bindegewebe und enthält feinste elastische Fasern, die mit denen des Knorpels im Zusammenhang stehen.

Drei- bis fünfjähriges Pferd.

Von Veränderungen gegenüber der Jugendzeit zeigt sich an diesen älteren Ohren zunächst eine Verdickung des Knorpels im Verhältnis zur äußeren Haut, sodann eine Verdickung des Perichondrium, das sich deutlicher abhebt und ärmer an Zellen ist. Die elastischen Fasern des Knorpels sind dünner und straffer, zwischen ihnen erscheinen die Knorpelzellen mehr oder weniger in Längsreihen angeordnet, in unwesentlich verminderter Zahl, aber deutlicher ausgeprägt; die Grundsubstanz beginnt hervorzutreten und in unmittelbarer Umgebung der Zelle als Kapsel zu erscheinen. Eine Kernteilung findet man bei zunehmendem Alter nicht mehr so häufig und schließlich nur noch zwischen Knorpel und Perichondrium. Die elastischen Fasern nehmen nach dem Perichondrium zu verhältnismäßig mehr an Dicke ab; es wird überhaupt ein viel dünneres Netz gebildet (d. h. dünnere Fasern und größere Zwischenräume). Die einzelnen Fasern erscheinen mehr gestreckt. Die Zellen sind in der Nähe des Perichondrium sehr viel mehr abgeplattet. Die äußere Haut ist derber, sie zeigt stärkere Haare sowie erhebliche Zunahme der Talgdrüsen. Schweißdrüsen sind überall in der Haut des Ohres festzustellen, die Ohrenschmalzdrüsen reichen wesentlich weiter gegen die Spitze des Ohres als beim neugeborenen Fohlen und zeigen besonders am Grunde der Muschel und im knorpeligen Gehörgang eine sehr schöne Ausbildung zu großen Paketen.

Eine Abnahme der Zahl der Knorpelzellen bei gleichzeitigem Dickerwerden der elastischen Fasern zeigt sich am halbringförmigen Knorpel und besonders in seinem Griffelfortsatz. Die Form der Zellen ist hier fast ausschließlich länglich oval, der Kern ist ziemlich groß. Eine Knorpelkapsel erscheint überall, aber nicht sehr deutlich ausgeprägt. Nach dem Perichondrium zu ist die Zahl der Zellen größer. Im Griffelfortsatz sieht man sehr schön eine kreisförmige Anordnung der elastischen Fasern.

Die erwähnte Knorpelzellkapsel zeigt sich bei stärkerer Vergrößerung als Ablagerung von feinstkörnigen Bestandteilen, die sich besonders mit Orcein färben — die ersten Alterserscheinungen, die beim 5jährigen Pferd deutlich erkennbar werden. Ganz vereinzelt ist auch die Zelle selbst mehr oder weniger mit feinsten Stäubchen durchsetzt, in der Intercellularsubstanz ist diese Veränderung nicht festzustellen. Typisch ist, daß diese Alterserscheinungen um so mehr ausgeprägt sind, je näher die Knorpelteile dem Ohrgrunde liegen, und ganz besonders am Küraßknorpel, an dem schon durch die geringe Faserung und vermehrte Grundsubstanz eine Kapsel deutlicher hervortreten kann.

Ältere Pferde.

Bei zunehmendem Alter zeigen sich nur geringe Veränderungen am äußeren Ohr. Die Anordnung der Zellen wird allmählich immer mehr reihenförmig, die Kerne der Zellen werden kleiner. Abnahme der Zellenzahl ist nur in der Mitte des Knorpels festzustellen, nicht in der Nähe des Perichondrium, das ziemlich dick ist und sich noch deutlicher abhebt. Die Knorpelkapsel der Zellen wird deutlicher, das Fasernetz ist dünner. Die die Knorpelkapsel bedingende Ablagerung von Kalkstäubchen ist wesentlich verstärkt und erstreckt sich beim 12jährigen Pferd auch in sehr geringem Maße durch die Grundsubstanz als feinste Körnchen. Der Zellkern erscheint punkt- bis strichförmig; die Einlagerungen in den Zellen haben an Größe und Ausdehnung zugenommen und den Kern eingeengt. In besonderem Maße zeigt diese Erscheinung auch bei zunehmendem Alter der Küraßknorpel.

Alte Pferde.

Beim ganz alten, 20jährigen Knorpel zeigen sich ähnliche Erscheinungen. Eine Verminderung der Zellenzahl ist an der Spitze des Ohres nicht vorhanden. Ihre Anordnung ist nur insofern verändert, als in der Mitte des Knorpels die Richtung der mehr länglichen Zellen senkrecht zum Perichondrium ist; allmählich, je näher dieser Schicht, erfolgt aber eine Umordnung der Richtung, und in etwa $1/4$ der dem Perichondrium benachbarten Knorpelschicht verlaufen die Zellen parallel zum Perichondrium. Je näher dem Grunde der Ohrmuschel (also je weiter von der Spitze entfernt), und besonders am knorpeligen Gehörgang, zeigt sich eine noch deutlichere Anordnung der Zellen zu Reihen, die Zahl der Zellen ist hier vermindert, sie sind in der Mitte der

Knorpelschicht am größten, zeigen aber auch die oben beschriebene Anordnung. Die Zellen haben eine deutlichere Kapsel und vermehrte Einlagerungen, deshalb auch eine Verkleinerung der Kerne. Hierbei ist typisch, daß die Einlagerungen um so mehr ausgeprägt sind, je näher die Zelle dem Perichondrium liegt. Der Knorpel nimmt von der Spitze nach dem Gehörgang hin an Dicke zu, und auch die im Vergleich zu jüngeren Knorpeln sehr feinen Fasern werden etwas gröber.

Das Perichondrium ist weiterhin geringgradig verdickt.

Am Küraßknorpel zeigt sich eine Abnahme der Fasern, die zum größten Teil einzeln liegen. Die Knorpelkapseln sind sehr deutlich, um so mehr, je näher dem Rande, ebenso die Einlagerungen in den verhältnismäßig großen Zellen, deren Kerne an Größe verloren haben. Es zeigt sich ein starker Unterschied in der Zellgröße; die Zellen sind in der Mitte sehr groß und nehmen, je näher dem Perichondrium, stark ab. Eine weitergehende Ablagerung von Kalk in der Grundsubstanz ist nirgends festzustellen.

Zusammenfassung.

Am neugeborenen Pferd bestehen der Ohrknorpel und seine Ansatzknorpel aus elastischem Zellknorpel (nur sehr wenig Grundsubstanz). Nur der Küraßknorpel zeigt geringere, besonders geartete Anordnung der elastischen Fasern und viel Intercellularsubstanz. An den Zellen finden sich überall Mitosen.

Bis zum Alter von 5 Jahren nimmt der Ohrknorpel an Dicke zu, die Ohrenschmalzdrüsen sind deutlicher ausgeprägt und vergrößert, Mitosen finden sich nur noch in geringerem Maße an der Grenze zwischen Perichondrium und Knorpel. Das Perichondrium nimmt an Dicke zu und hebt sich stärker gegen den Knorpel ab (deutlichere Grenze!). Eine Abnahme der Zellenzahl ist festzustellen; die Zellen sind nicht mehr so regellos verteilt, sondern mehr oder weniger in Reihen angeordnet, besonders je näher dem Ohrgrunde. Einlagerung von Kalkstäubchen ist zuerst deutlich am 5jährigen Knorpel, besonders an den Zellen und deren Umgebung. Die elastischen Fasern werden dünner und erscheinen straffer und gestreckter. Die Intercellularsubstanz nimmt zu. Diese Veränderungen prägen sich gegen den knorpeligen Gehörgang hin immer deutlicher aus.

Bei älteren Pferden, bis zu 12 Jahren, nimmt das Perichondrium weiter an Dicke zu. Die Zellen vermindern sich noch mehr, und eine regelmäßige Anordnung in Reihen tritt noch schärfer hervor. Die Einlagerung von Kalk nimmt zu, die Knorpelkapsel wird deutlicher. Die elastischen Fasern werden dünner.

Diese Veränderungen werden bei ganz alten Pferden lediglich verstärkt, ohne daß es jedoch zu einem völligen Verschwinden der elastischen Fasern kommt, wie dies beim Menschen beobachtet worden ist.

Alle Alterserscheinungen treten im Küraßknorpel am stärksten hervor.

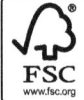

If you have any concerns about our products,
you can contact us on
ProductSafety@springernature.com

In case Publisher is established outside the EU,
the EU authorized representative is:
**Springer Nature Customer Service Center GmbH
Europaplatz 3, 69115 Heidelberg, Germany**

Printed by Libri Plureos GmbH
in Hamburg, Germany